第1章 ある家族のはなし

＊患者、家族の氏名はすべて仮名です。
また記述に際し、プライバシーに配慮した箇所があります

子どものいる家庭を築きたい

「結婚して子どもを授かり、笑顔あふれる温かい家庭を築きたい」

桜澤雄介さん（三〇）は、一つの夢として、ずっとそう願ってきた。自らが育ってきた家庭のように、オープンで明るい家庭をいつか自分もつくっていくんだ、と。

ほぼ毎日、父と母と三人揃って朝晩の食卓を囲み、それぞれが学校や職場であったことを話す、会話が途切れない家庭で育った雄介さん。一人っ子である雄介さんにとって、兄弟のように近い距離でありながら、いざというときに頼りになる父。挨拶や礼儀に厳しくも、ドンと構えて見守ってくれる母。歳を重ねていくうちに、二人のような親になりたい、という気持ちは高まっていった。

そんな中、友人の誘いで参加したＢＢＱ（バーベキュー）でのちに妻となる春奈さん（三一）に出会う。焼きそばを手際よくつくる春奈さんに、キャベツが苦手な雄介さんは声をかけた。

「この皿だけ、キャベツを抜いてもらえませんか?」

雄介さんのそんな一言から会話が弾み、恋が始まった。その場で連絡先を交換し、会って三回目、二〇日後には交際がスタート。雄介さんから告白をした。

「ビビッときたというか、結婚するだろうなっていう勝手な確信があって。春奈なら、うちの両親とも仲良く、自然に馴染んでくれるだろうなと思ったんです」

付き合っている頃から、両親が暮らす実家には二人でよく遊びに行っていた。一人息子の恋人を待ち望んでいた父・清さん(五五)と母・久恵さん(五三)は大歓迎。四人で食卓を囲んで、食後に夜中までカードゲームUNO《ウノ》をして盛り上がることも。実家に泊まって、一緒に出かけることもよくあった。雄介さんの実家は、春奈さんにとっても自然と居心地のいい場所となっていた。

「雄介さんのおうちは本当に家族の仲が良くてアットホームで、私も気を遣わずにいられる。この素敵な家族に仲間入りできたらなあって、早い段階から結婚を意識していました」

気持ちが重なった二人は、出会って一年後に入籍。清さんと久恵さんも喜んだ。

「子どもが生まれたら、こちらの家でしばらく過ごしたいんですが、いいですか?」

学生の頃に病気で母を亡くしている春奈さんは、そう言って久恵さんを実の母のように慕った。久恵さんも「春ちゃんは、義理の娘というより、本当の娘のような存在」だと言う。

和気藹々《あいあい》とした四人の家族の輪に、近い将来、子どもが加わることを誰ひとり疑うことなく、心待ちにしていた。

精子がない

結婚して一年弱、小学校の教員である春奈さんの六年生のクラス担任が終わって新年度に切り替わるタイミングで、妊活《にんかつ》を始めた二人。生理が来るたびに落ち込んだ春奈さんは、半年後、近隣の産婦人科を受診。

「子どもを強く望んでいたので、私に原因があるなら早く知っておいたほうがいいと思って、検査をしました」

不妊症の検査の結果、春奈さんに原因がなかったため、雄介さんの精液検査を実施。[★1] 精液検査の結果は、タイミング療法を行うために卵子の大きさを確認しに行った際、春奈さんがひとりで担当医師から聞いた。

「精子が見つかりませんでした」

思いもよらない事実を突きつけられた。医師は「昔とは違って、今は医療も発展しているので、どうか諦めないでください」と言葉を続け、大学病院への紹介状を託してくれた。高度な治療、ＭＤ《エムディー》－ＴＥ《テ》ＳＥ《せ》（顕微鏡下精巣内精子採取術《けんびきょうかせいそうないせいしさいしゅじゅつ》：顕微鏡を使った拡大視野で太い精細管《せいさいかん》組織を採取し精子を探すための手術）をするためだった。

「なんて伝えたらいいいんだろう」「この先どうしたらいいんだろう」と春奈さんは動揺しながら、雄介さんの帰宅を待った。その日に限って残業をして夜九時過ぎに帰宅した雄介さんは、いつもと違う雰囲気を察し「帰りが遅くなってごめんね。どうだった？」と尋ねた。そしてそっと差し出された、精液検査の結果が書かれた紙を見た瞬間、床に崩れ落ちた。

「精子がない、そんなことある？　ほんとにこれ、おれの？　って驚きのあまり腰が抜けました。夢の中にいるようなふわふわした状態で、その日のことはよく覚えていないんです」

自分の置かれた状況が飲み込めず感情が伴わず涙も出ない。食事も喉《のど》を通らなかった。

その日のうちに、父・清さんと母・久恵さんにも電話で結果を伝えた。あまりのショックに久恵さんは吐き気を催しトイレに駆け込む。スピーカー越しにその様子がわかった。春奈さんは泣き崩れている。

雄介さんの胸には、春奈さんと両親を悲しませてしまった、という自責の念がどっと押し寄せた。雄介さんの気持ちを察した両親は、「二人が幸せでいることが一番だから、私たちはどんな場面でも全面的に支えていくよ」と言葉をかけた。春奈さんは、一番辛いのは夫だから、何があっても支えていこう、と心に決めた。

四人それぞれが絶望の淵《ふち》に立たされたような混乱の中、それでも互いのことを想い合っていた。

妻に申し訳ない

翌朝、再び久恵さんと電話で話した雄介さんは堰《せき》を切ったように声をあげて泣き、ようやくそれが変えようのない現実なのだと認識した。そのときに感じたのは、アイデンティティの喪失と妻への申し訳なさだった。

「自分でも驚いたんですが、精子がないと診断されたことで、今まで生きてきた桜澤雄介という人間がすべて崩れるような感覚があって。このまま今までと同じように生きていていいんだろうか？　ってところまで行き着いちゃったんです。自信もなくなるし、生きている意味がわからない。絶望して自分を見失いました。

何より一番心を占めていたのは、春奈に対する申し訳なさです。春奈は僕じゃなければ、子どもを授かることができる。僕がここで身を引けば幸せになれるんじゃないか。離婚も頭をよぎりました。その一方で、彼女とずっと一緒にいたいという気持ちもあって、想いを口に出せないまま、ひとり葛藤《かっとう》していましたね」

春奈さんに申し訳ない。その気持ちは、雄介さんの両親も同じだった。

「なんでよりによってうちの子なんだろうって思いながらも、生まれつきなのか、成長の過程で問題が起きたのか、息子を子どもがつくれない身体に産み育ててしまった自分を責める気持ちがありました。なにより春ちゃんが可哀想で、申し訳なくて。

私自身、息子を産んで幸せをたくさん感じてきたので、春ちゃんが雄介を選ばなければよかったのかなって。仲が良い二人の姿を見ているからこそ、これからも二人は幸せに暮らしていけるのか、離婚を選択するんじゃないか、春ちゃんにとってはそのほうがいいのかもしれない、と不安で不安で眠れませんでした」（久恵さん）

一方、春奈さんは雄介さんと別の道を歩む選択肢は持ち合わせていなかった。

「離婚は一切考えてなかったです。私はほかの誰でもなく雄介さんと一緒にいたい。それに私は、お義父さんとお義母さんのことが大好きで。友だちにはよく驚かれるんですが、雄介さんの実家にしょっちゅう電話をかけて一時間以上おしゃべりして、月に一回は泊まりに行かないと寂しいくらい。早くに母を亡くしているからか、自分の実家より頼りにしているんです。

雄介さんとじゃなければ、お義父さん、お義母さんとこんなにも近い距離での良好な関係は築けていないし、この家族のみんなとならば子育てをして幸せになれるというビジョンが見えていたので、そこに揺らぎはなかったです」

対等な夫婦関係のはじまり

大学病院では、非閉塞性《ひへいそくせい》無精子症（精巣で精子をつくる機能が低下したことによる無精子症）と診断された。★2 原因は不明であった。★3

春奈さんはひどく落ち込む雄介さんを前に、気を紛らわすためにお勧めの音楽を一緒に聴いたり、ドライブに誘ったり、まだ手術という手段が残っていることを伝えたり、必死に励ました。けれども雄介さんは「ごめんね」を繰り返すばかり。雄介さんには、それ以外の言葉が見つからなかった。

「妻にはひたすら謝ることしかできなかったですね。そんな中、藁《わら》にもすがる想いでMD－TESE★4を受けることを決めました。

僕は血液検査で血を抜かれるだけで倒れてしまうような人間です。睾丸《こうがん》にメスを入れるなんて到底できることじゃないんですが、不思議と恐怖はなくて。父になりたい、春奈が母になる姿、父と母がおじいちゃんとおばあちゃんになる姿を見たい。その願いが叶うなら自分にできることは何だってしたい、という気持ちでした」

手術当日。コロナ禍で付き添えなかった春奈さんは、一通の手紙をしたため、雄介さんの鞄の中に忍ばせた。

「毎度毎度あなたに謝られるのが本当に辛い。手術の結果がどうであれ、もう二度と謝らないで。あなたが悪いわけでもないし、夫婦なんだから、一緒に乗り越えていこうよ。私たちならきっと乗り越えられる！」

手紙に綴《つづ》られていた春奈さんの前向きな言葉を読んで雄介さんは涙した。そして今後は絶対に謝らないことを決意。「精子がない」ことに負い目を感じていた雄介さんが、二人で一緒に乗り越えていきたいと気持ちを切り替え、「対等な夫婦関係」を取り戻した瞬間でもあった。

雄介さんの決意を知った春奈さんは、「これでやっと、同じ方向を見て一緒に進んでいけると思いました。雄介さんは何も悪くないのに、問題をひとりで抱えて塞《ふさ》ぎ込んで、謝られる度に私も辛くて」


手術をしても、精子は採取できなかった。

その日は奇しくもクリスマス。結果を聞いた清さんと久恵さんはすぐに、春奈さんがいるアパートへ。久恵さんはとにかく春奈さんが心配だった。

「春ちゃんから泣きながら電話があって、やっぱり精子は見つからなかったと。世間が華やぐクリスマスだからなおさら、春ちゃんを一人にしたくありませんでした。三人でクリスマスのケーキを食べようって、アパートに行って。その晩は一つの部屋に布団を並べて眠りました。励ますことはできないけど、そばにいることで少しでも力になれたらいいなと思ったんです」

退院の朝、病院の玄関先で、手術の痛みで歩けない雄介さんを支えるかたちで、四人は肩を寄せて泣いた。

帰りの車中で、久恵さんが「春ちゃん、ごめんね」と謝ると、雄介さんは手紙のことに触れ、春奈さんに感謝の気持ちと、もう謝らないこと、一緒に乗り越えていく覚悟を持てたことを久恵さんと清さんに伝えた。雄介さんの精子で子どもを授かることは望めない。それでも二人、いや四人は諦めることはなかった。

実父からの精子提供という選択

ＭＤ－ＴＥＳＥの手術を受ける前、大学病院の担当医師から、「提供精子による体外受精」という選択肢があることを聞いていた。雄介さんにとって、それは絶望の中にある唯一の希望の光だった。

「主治医の先生が、諏訪マタニティークリニック（以下、諏訪マタ）では、お父さんから精子の提供を受ける治療を行っている、ということを教えてくれたんです。諏訪マタで行われている治療に知識と理解のある先生で、『様々な方法があるけれど、お父さんから精子をもらうのが私はいいと思う』と一つの道筋を示してくれた。そのうえで、僕の精子の細胞は壊死《えし》しているような状態でこれ以上可能性がないことをはっきり伝えてくれました。

自分の精子で子どもを授かることはできないけれど、まだ親になれる可能性がある。ここで自分の精子に執着《しゅうちゃく》せず、ほかの選択肢を探っていこうと思えたのは、よかったです」

無精子症だった場合に子どもを授かる選択肢は、匿名《とくめい》の第三者から精子提供を受けるAI《エーアイ》D《ディー》（提供精子による人工授精）、血の繋がらない子どもを迎え入れる特別養子縁組などが考えられる。雄介さんと春奈さんの心に浮かんでいたのは、そのどれでもなく、諏訪マタが行っている「実父《じっぷ》からの精子提供での体外受精」だった。

「春奈も僕も子どもが大好きで、子どもがいるあったかい家庭を築きたいと強く思っていました。だからできることは何でも取り組みたいという気持ちで、次の選択肢を探っていました。でも僕の中では、父からの精子提供を勧めてくれた主治医の先生の言葉がどんどん大きくなっていって。そのことを春奈には告げられずにいました。

そんな中、春奈が食事のあとになにげなく『お父さんに精子を提供してもらうの、抵抗ある？』と聞いてくれたんです。僕は、まったく抵抗はないし、むしろそれがベストな選択肢だと思っていたので、そう伝えました。父のことを尊敬しているし、精子を提供してもらえるなら、そうしたいと。ただ、春奈の気持ちが気になりました」

自分から話を切り出した春奈さんも雄介さんと同じ気持ちだった。

提供精子を用いた人工授精

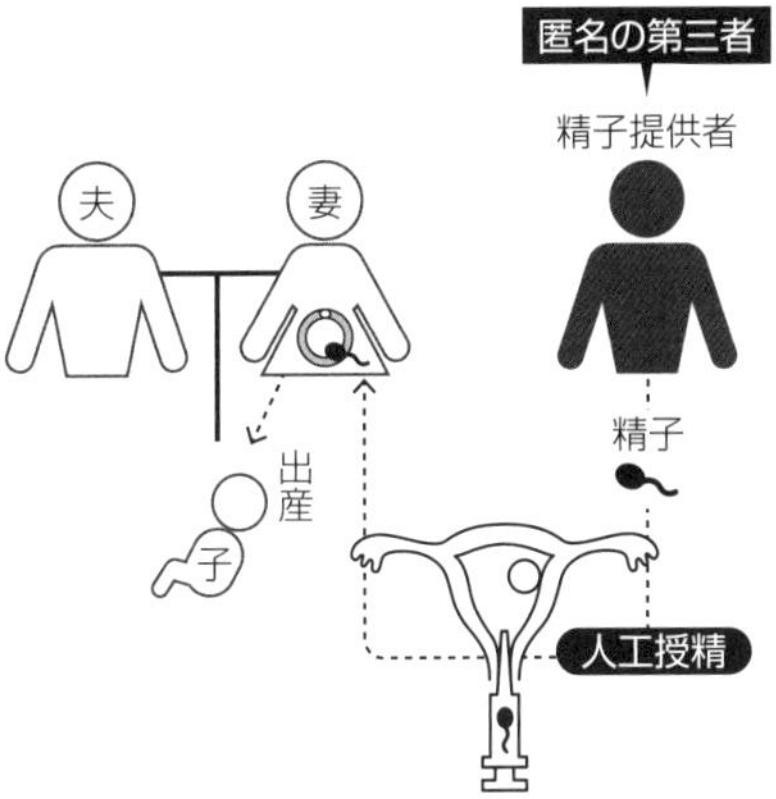

人工授精は、採取した精子を洗浄濃縮し、運動能力及び受精能力の高い精子を選別した上で、子宮内に注入。妊娠に至るまでの経過をみる。
夫の精子を用いた場合には AIH [*1]と言い、夫以外の精子の提供を受けての人工授精を AID [*2]と呼んでいる。

＊１　AIH は Artificial Insemination with Husband's Semem の略
＊２　AID は Artificial Insemination with Donor's Semem の略

提供精子を用いた体外受精

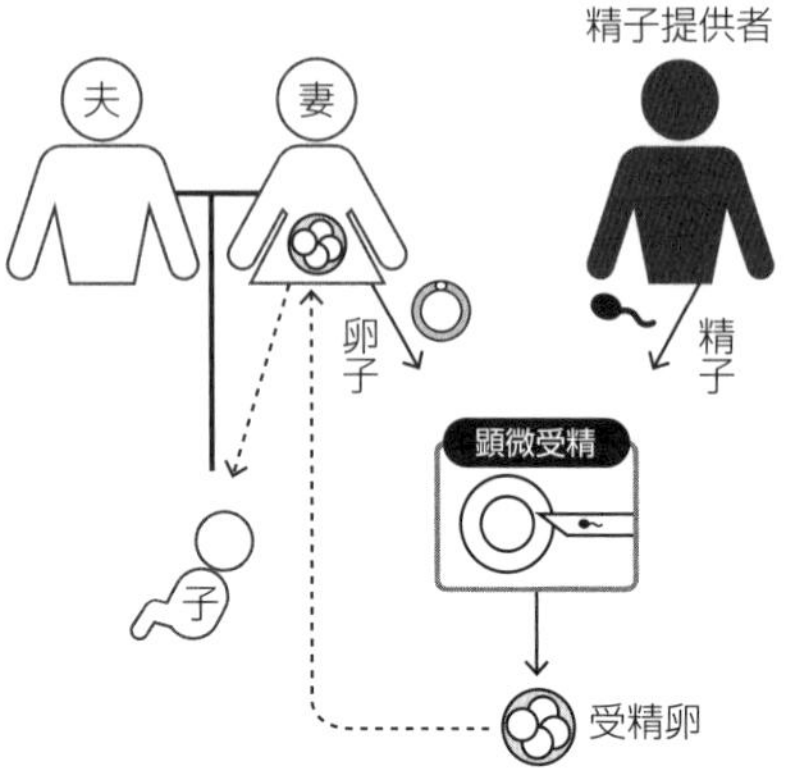

諏訪マタニティークリニックでは、AIDは行わず、「体外受精」を無精子症患者の治療として、独自のガイドライン[*1]のもとに行ってきた。

体外受精とは、卵巣から採取した卵子と、精液から回収した精子とを体外で受精させ、分割期胚（ぶんかつきはい）または胚盤胞（はいばんほう）と呼ばれる着床前の状態になったところで子宮の中へ戻すものである。

精子は回収後凍結保存され、治療の際に融解（ゆうかい）し顕微鏡で見ながら卵子に注入する顕微授精という方法[*2]をとっている。

＊1　「非配偶者間体外受精ガイドライン」1996年10月26日作成（2009年4月1日改定）。242頁「巻末資料」を参照

＊2　ICSI IVFのこと。ICSIはIntracytoplasmic Sperm Injectionの略。イクシーともいう

「よく知らない第三者から精子の提供を受けることには正直抵抗があるんですが、お義父さんからの提供だったら、二人は仲が良いし、遺伝子的にも雄介さんに一番近い存在だから安心感もあるし、戸惑いや抵抗はまったくなくて。雄介さんは私に気を遣ってか、その話を切り出すことはなかったので、私から提案しました。雄介さんも即答で望んでいたので、他の選択肢は考えなかったです」

意思を固めた二人は、清さんと久恵さんに気持ちを伝え相談した。

「父さんに相談がある。父さんの力を貸してほしい。精子の提供をお願いしたい」

事前に実父からの精子提供という選択肢があることを共有していたため、諏訪マタのことも調べ、それなりの覚悟はあった。とはいえ清さんは、二つ返事はできない。

「ある程度予想はしていたんですが、ひとつの命に関わることですから、簡単に『はい』とは言えないですよ。この年齢になって、運動率のいい元気な精子がどれだけいるのか？　障害のある子どもが生まれてくる可能性はないのか？　本当におれの精子でいいのか？　という不安が拭《ぬぐ》えなかったですね」

その想いは二人に正直に伝え、お互いの気持ちを確かめていった。

「障害に関しては、『誰にだってその可能性はあって、何があっても僕らの子どもとして責任持って育てるから大丈夫だ』と。最終的に、『私の精子がだめだったらどうする？』と聞いたら『それ以上の選択肢は考えていないし望んでいない』という答えが返ってきたんです。だったら、二人が親になるために力になりたいと決断しました」

久恵さんが心配したのは、この場面でも春奈さんのことだった。

「正直一番気になったのは、春ちゃんがお父さんからの精子提供で本当にいいのか、ですよね。雄介のじゃないですから。でも春ちゃんがその心配はないですよ、と言ってくれて。

お父さんからは、私の血縁が受け継がれないことはいいのか？　という話もあったんですが、そこはね。最初のうちは『私の血はもう残らないな』っていう気持ちもありましたよ。でも、お父さんが提供することで雄介と春ちゃんが親になれる。子どもたちの幸せは私の幸せですから、ためらいはありません。私たちの孫であることに変わりはないですし。

この時点で私にできることはほとんどないけど、お父さんのプレッシャーも伝わってきたので、精子の状態が少しでも良くなるようにできることがあればなんでもしたいと思いました」

時間をかけて言葉を交わし、四人は実父からの提供精子による体外受精に臨むことを決め、諏訪マタの扉を叩いた。

覚悟と信頼関係を築くために

諏訪マタでは、無精子症の夫婦が子どもを迎え入れる方法として、提供精子による体外受精（精子の養子縁組）と特別養子縁組のサポートを行っている。一九九六年からこれまで（二〇二三年六月）、二六〇組を超える夫婦の身内からの提供精子による体外受精を実施しており、そのうちの八割以上が実父からの提供である。

諏訪マタが行うこの医療は、長らく議論されている医療であり、[★5]当事者に向けられる「そこまでして子どもがほしいのか」「なんか気持ち悪い」といった批判の声も少なくない。だからこそ、諏訪マタでは、無精子症の夫婦が「妊娠できればいい」ということではなく、「その後何があっても生まれてくる子どもを守り抜く覚悟」を持つことができなければ、治療に臨むことはできないとのスタンスをとっている。

雄介さんと春奈さんが諏訪マタにメールをすると、「こうのとり相談室[★6]」のカウンセラーの渡辺みはるから電話があり、今後の流れについて説明を受けた。

諏訪マタでは、実父の精液検査を行ったのち、夫婦で無精子症と向き合い、実父からの精子提供という方法で子どもを迎え入れる覚悟と、夫婦間、夫婦と精子を提供する実父・実母との間、そして施設との間の信頼関係を築くために、時間をかけて、課題図書の読書感想文の提出と、カウンセラー、看護師、培養士や医師との面談が実施される。

雄介さんと春奈さん、清さんと久恵さんは、ともに一歩一歩、その階段を登っていった。精液検査をするまで、清さんの心には不安が張り付いていた。

「四人で話し合いをして決意を固めたものの、元気な精子がゼロだったら水の泡《あわ》ですよね。大きなプレッシャーを感じて眠れない日もありました。お母さんはよくトマト料理をつくって健康に気遣ってくれましたね。トマトの成分のリコピンが精子にもよい効果をもたらすらしいです。

諏訪マタで検査をする前に、スマホでできる精液検査キットを春ちゃんが取り寄せてくれて、やったんですけどね。やり方が悪かったみたいで、ゼロという結果が出ちゃって。冷や汗が出て青ざめました。気を取り直して息子夫婦が来たときに再チャレンジしたら、いっぱい泳いでいたんです。これで助けてやれる！　って雄介と抱き合って。ほっと安心して、うれしくて、ずっとスマホ画面から目が離せませんでした（笑）」

清さんの精子が確認できてからは、四人で課題図書を読み込み、読書感想文の作成に取り組んだ。雄介さんは根津八紘院長をはじめとした諏訪マタの考えや当事者の想いに触れ、自分が抱えていた心の荷物を一つひとつ降ろしていった。

「活字を読むことも、感想文を書くことも学生時代以降ほとんどしていないので、最初はほんとにやれるのか？　という不安が正直ありました。いざ読み始めたら、夢中になって止まらなくて。同じ無精子症の先輩方の経験、言葉、その存在にひとりじゃないんだ、希望を持っていいんだと救われました。

院長先生が、無精子症の人は『生殖障碍者《しょうがいしゃ》』であり、『相互扶助』によってサポートを得るべき存在だと書かれていて。僕は障害者福祉の仕事をしているので、相互扶助の精神が胸にストンと落ちたんです。精子がない僕も医療や周りの人に助けを求めて、頼ってもいいんだ、と。

生殖障碍者だと自認することで、それまで自分を責めていた気持ちや卑屈《ひくつ》な考えが薄れていきました」

清さんにも、気持ちの変化があった。

「院長先生の、精子の提供は『精子の養子縁組』であるという言葉に、そう捉《とら》えればいいんだ、あくまで私は提供者であって、責任を持って育てていく親は雄介たちなんだと、胸のつかえが下りる思いがしました」

課題図書を読み、自分たちの気持ちの輪郭を辿って言葉にし、互いに共有する。週末に集まり、それぞれの進捗《しんちょく》状況を確認しつつ、一緒に課題に取り組むこともあった。久恵さんは、その時間にこそ意義があったと振り返る。

「この治療自体、そこに至るまでの過程も私たちにとってはまったく経験したことのない未知のことですよね。だから、感想文の内容はこれでいいのか？　と悩みましたし、家族の関係性が試されているようで、自分たちにやり遂げられるのか、不安もありました。

息子たちから渡辺さんが『課題や面談に真剣に取り組むことで、みなさん、より素敵なご家族になっていますよ』という言葉をかけてくれたと聞いて、そうか、手探りでもこの家族で幸せになるために進むんだ、と心の支えにして。夜から書き始めて朝までかかることもあったし、書けない子どもたちに発破《はっぱ》をかけることもありました。

ああでもないこうでもないと言い合って、四人で必死に課題に取り組んだこと自体が、かけがえのない時間でした」

ともに課題に取り組む過程で、家族でよりオープンな会話ができるようになり、気持ちが重なっていく手応えもあった。

「自分の気持ちを確かめて、伝え合って。私は雄介さんのことが本当に好きなんだなってあらためて気づいて、書きながら愛の告白をしているようでした（笑）。家族のコミュニケーションが増えて、みんなが同じ方向を見て、気持ちが一つになっていくのを感じましたね」（春

奈さん）

課題と面談を通して

二つの文書*と四冊の課題図書の感想文を提出したのち、いよいよ第一面談へ。第一面談では、夫婦が別々に、諏訪マタの培養士の岡村とカウンセラーの渡辺と話をする。まずは雄介さんから。

「いい印象を与えたいと気負っていました。ガチガチに緊張して鎧《よろい》をまとって行ったんですが、いざ相談室に入ると、あたたかい空気感に気持ちがほぐれて。渡辺さんの『一人で抱えてきたもの、過去の辛いことは全部ここに置いていってください』という言葉と姿勢に、鎧を脱ぐどころか丸裸になってしまい……号泣《ごうきゅう》していましたね。

話を聞いてもらったことで、これまで言葉にできなかったけどひとりで抱えてきた不安や孤独が露《あら》わになって。ここで自分は助けてもらえるんだ、もう大丈夫だ、とものすごい安堵感《あんどかん》に包まれて、心が軽くなりました」

面談を終えた雄介さんは清々しい表情で春奈さんに「大丈夫だから、ありのままを伝えておいでね」と声をかけて、バトンタッチした。

「面談で渡辺さんに『あなたも辛かったね』と声をかけてもらい、涙があふれて。諏訪マタに出会う前は、希望が見えなくて子どもと関わる教員の仕事が辛くなることも正直ありました。それでも雄介さんを支えなくちゃと常に気を張って、弱音を吐くことができていなかったので。気持ちをわかってくれる人がいるんだ、自分たちがやってきたことは間違っていなかったんだ、と安心しました。何より、面談を終えたあとの雄介さんが、つきものが落ちたように明るくなって気持ちが前を向いていたことがうれしかったです」

渡辺は面談の中で「お互いへの愛をもって同じ温度で接し合えている、とても素敵な夫婦だと感じた」と話している。

＊「特殊生殖医療治療を始めるにあたり」「身内からの提供精子による体外受精治療をご希望される皆さんへ」

面談を終えたあとすぐに両親には電話で様子を伝え、後日春奈さんが面談で話したことを書き起こし印刷して届け、共有した。面談の感想文を提出し、また四人で三冊の課題図書と諏訪マタが発行する院内機関紙『ＴＯＳＳ《トス》』の感想文に取り組む。

そして迎えた第二面談では、渡辺カウンセラーと第一面談からの日々の振り返りをしてから、根津院長、吉川文彦副院長と対面した。

「面談の中で院長先生が『お父さんは、これまでたくさんのものを渡してきたけど、精子だけは渡し忘れちゃったから、遅くなったけど今渡すね、そんな気持ちでいいと思う。子どもにとっての『親』は間違いなくあなたたちなのだから』と言ってくださって。

父からの提供を複雑に難しく考えすぎず、僕たちにとってはこれくらい自然なことのように捉えていいんだと感動しました。すぐにこの言葉を共有した父は、肩の荷が降りたとほっとしていましたね」（雄介さん）

吉川副院長との面談では「夫婦二人で生きていく選択肢もある。しかし、第三者を巻き込んでまで子どもを授かりたい理由は？」という問いが投げられた。

「吉川先生からの質問は、いわゆる〝普通〟じゃないかたちで子どもを授かるのだから、周囲の悪意に子どもが晒《さら》されるかもしれない、そのときにちゃんと子どもを守っていけるか？その覚悟があるか？　と問われているのだと感じました。

吉川先生は生まれてくる子どものことを一番に考えていらっしゃる。そこに対しては、生まれてくる子どもを守り幸せにする自信があります。課題や面談を通して、夫と家族とたくさん話し合い、これまで以上に絆《きずな》が深まり、揺るぎない信頼関係が築けていると感じるから」（春奈さん）

生まれ変わっても、今の人生を選ぶ

夫婦と提供者夫婦、四者の気持ちを確認する第三面談に向かう道中、四人が揃う車中で、清さんと雄介さんはこんな言葉を交わした。

清さん「〝普通〟に子どもができた人生と（無精子症で治療をしている）今の人生、どっちがいいか？」

雄介さん「生まれ変わってどっちを選ぶかって考えたら、今を選ぶ」

清さん「こんな辛い思いをしてまで、なぜ？」

雄介さん「〝普通〟に子どもができていたら、抱かなかった感情、出会えなかった人、できなかったことを今こうして経験できているから」

そのときの気持ちを雄介さんはこう振り返る。

「もともと仲は良かったんですが、治療に向かうステップを通して、夫婦関係、家族の絆が信じられないくらい深まった。どんなことも腹を割って話せる、なんとも言えない繋がりを感じるんです。大きな壁を一緒に乗り越えた達成感と自信、この先何があってもこの家族がいれば大丈夫だという安心感、ある種の無敵感がある。もしも無精子症でない人生に生まれ変わったら、この感覚は得られないと思うから。

でもこれは、諏訪マタと出会ったから言えることなんですよね。思うに諏訪マタは単に医療行為だけをする病院じゃなくて、僕たちの人生と向き合ってくれた。人として大事なことを学び、自信も持てた。周囲の人たちの助けがあるからこそ今の自分がある。『相互扶助』の精神を身をもって心から理解したことで、仕事への取り組み方も変わり、日々感謝の気持ちも増しました。

〝普通〟は経験できないような特別な経験を経て、〝スペシャル〟な家族の関係性、自分になれた気がします」

清さんも雄介さんの成長を感じていた。

「雄介は変わったと思いますよ。もともと優しいやつですが、優しさが向く範囲が広くなった。親思い、家族思いで、頼りがいが増しましたね」

第三面談を経て、晴れて治療へ進むことに。諏訪マタの扉をノックしてから、治療開始までの期間は約一〇か月。この一〇か月で見える景色はずいぶん変わった。

「雄介の無精子症を知ったときは、これまでの人生の中で最も辛い思いをしたけど、その後に最も濃厚な一〇か月を過ごして。想像していなかったことばかりで迷いも葛藤もあったけど、なんとか四人で乗り越えてきた。なんて言うかな、これって私たち家族だったからできた、とも思うんです。

というか、雄介の相手が春ちゃんだったからできた気がします。春ちゃんがそれでも、雄介を選んでくれた。お父さんからの精子提供という治療を受け入れて、雄介に寄り添って励ましてくれた。私たちにとってこれまで以上に春ちゃんが、かけがえのない存在になりました」(久恵さん)

春奈さんは、たとえ時計の針が巻き戻っても、雄介さんを選ぶ、という。

「雄介さんが以前、『無精子症だとわかっていたら結婚は望まなかった』と言っていたことがあって。結婚してから発覚してよかったって心から思いました。私は雄介さんが無精子症だとわかっていても、雄介さんを選んで、こうしてお義父さんとお義母さんと一緒に乗り越えていく道を探ったと思います」

生まれてくる命を前に

治療を経て、春奈さんのお腹の中には、一つの小さな命が宿っている。安定期を過ぎ、胎動《たいどう》を感じることもできた。

「妊娠判定が出たときは、数値が少し低かったので、正直喜びよりも不安のほうが大きかったんです。一週間ごとの検診の度に、今日は心拍が確認できた、今日は心音が聴けた、と少しずつ不安が和らいでいって、安定期を過ぎてやっと安心して喜びを感じられるようになった。

渡辺さんにエコー写真を見せたときに、『間違いなく春奈さんと雄介さんの子なんだよ〜』と言ってくれて、泣いちゃいました」（春奈さん）

春奈さんのお腹に宿る命は、紛れもなく、雄介さんとの子ども。

「ここまでくると、負い目は何一つなくなって、父の精子を提供してもらったこともどこか抜け落ちちゃうくらい、自分が親になっていくのを感じます。なんら〝普通〟の家族と変わらない。家族みんなで命が育まれているのを喜んでいる感じです」（雄介さん）

清さんにとっても、雄介さんと春奈さんの子であって、自分にとっては孫であることに揺らぎはない。

「私は完全に孫の誕生を心待ちにするおじいちゃんです」

久恵さんも祖母として孫を抱ける日に心を弾ませる。

「ＴＥＳＥの手術後に、四人で泣きながら肩を寄せ合った日が嘘のように今は幸せ。ここに辿り着くための一〇か月間だったんだなあと課題と面談の意味が身に沁《し》みます。

二人も親になってきているし、私たちもじいじとばあばとして新たな命を迎え入れる準備は万端。いよいよ私の出番が来るなと（笑）。安心して生まれてきていいよ、と言ってあげたいです」

〃特別〃が〃普通〃な家族のかたち

春奈さんは諏訪マタとのメールのやりとり、それぞれの感想文、面談の書き起こしを印刷して、一冊の分厚い本のようにしてまとめて保管している。それは四人が、どんな想いで子どもを望み、家族の絆を深め、新しい命を受け入れる準備をしてきたかの軌跡の記録でもある。

「諏訪マタと出会わなければ、私たちは家族に子どもを迎え入れることができなかった。この治療は、病院側も当事者も、誰でもすぐにやっていい治療ではないと思うんです。時間をかけて課題や面談をやり遂げて、強固な信頼関係で結ばれた家族、子どもを迎え入れる覚悟ができた家族だからこそ、できること。

無精子症であっても、こうした選択肢があることを知ってほしい。子どもにもいつか、諏訪マタでの時間と私たちの想いが詰まったこの記録を見せられたらいいねって話しています」(春奈さん)

子どもには「出自を知る権利」があり、いずれ「告知」をするときもくるかもしれない。

「僕たちは決してやましいことや恥じるようなことをして子どもを授かったわけではないので、子どもの成長過程におけるタイミング、性格などを考慮しながら四人でしっかり話し合って、いずれ伝えたいとは思っています。お父さんに障碍があったから、おじいちゃんが助けてくれたんだよって。

それを受け止めてもらえるかどうかは、僕たち次第。『子どもの人生においてはどのように生まれてきたかよりも、どのように育てられたかがより重要』という院長先生の言葉を胸に、子どもを愛し尽くしたいですね、家族みんなで」（雄介さん）

「告知」は〝点〟ではなく、事実を伝えて終わりではない。あなたの誕生をどれだけ心待ちにしていたか、あなたのことをどれだけ愛しているかを子どもに伝え続けることも、告知の一貫だと言われている。

「その点、生まれてくる子にはうざいと思われるんじゃないかというくらい伝えたいですね。大好きだよ、生まれてきてくれてありがとうって、それはもう毎日。人生をかけて、伝え続けます、愛を」（雄介さん）

折しも二〇二〇年一二月、第三者からの精子や卵子の提供によって生まれた子どもについて、親子関係を定める民法の特例法が国会で成立した。これにより精子提供では治療に同意した夫が父親となり、卵子提供では出産した女性が母親となる。長らく議論されていた問題の一つにようやく国が答えを出した。

新しい命の誕生

諏訪マタを卒業して半年後。雄介さんの実家へ里帰りすることを決めていた春奈さんは、出産予定日の半月前に里帰りし、日中はよく雄介さんの祖母と近所を散歩して、穏やかな時間を過ごした。雄介さんは、毎日お腹の中の赤ちゃんに話しかけて唄をうたってきかせた。赤ちゃんを迎える準備を進めながら、家族みんなで新しい命の誕生を心待ちにしていた。

そして迎えた対面の日。

「初めて腕に抱いた瞬間から、いとおしすぎて、とにかくうれしかったですね。生まれたときから雄介さんそっくりで、誰が見ても雄介さんの子。私の要素が全然ないんだけどー！　と思いながら、横でわんわん泣いている雄介さんを見て、やっとこの日を迎えられた、という喜びと感動が押し寄せてきました」（春奈さん）

「走馬灯《そうまとう》のようにこれまでのことが心に浮かんで、会う前から号泣してました（笑）。我が子に会った瞬間、これまでの辛かったことが全部吹き飛んだ。僕も親になれた。精子がないと言われたときはアイデンティティが揺らいだけれど、ぽっかり空いた穴を子どもが埋めてくれました」（雄介さん）

「この日をどれだけ楽しみに待っていたか。私は完全に孫を溺愛《できあい》するおじいちゃんです」（清さん）

「雄介が親になって、喜んでいる姿を見ることができてうれしいです。春ちゃんが産んでくれたことで、私たちもじいじとばあばになれた。感謝しています。

正直今でも無精子症って言葉を聞くだけでずっしりきます。振り出しに戻って変えたいくらいだけど、うちの子だけではないし、そういう運命だったのかなって。お父さんが精子を提供することで、息子夫婦は子どもを授かることができた。最善の選択だったと思います」（久恵さん）

親である雄介さんと春奈さん、祖父母である清さんと久恵さんの中心に子どもたちがいる、温かくて優しい像が心に浮かぶ。子どもを授かることはゴールではなく、はじまり。〝特別〟が〝普通〟になっていく家族の物語は、これからも続いていく。

★1　男性不妊症

日本産科婦人科学会よると、「不妊」とは妊娠を望む健康な男女が避妊をしないで性交をしているにもかかわらず、一定期間妊娠しないものをいい、この「一定期間」について「一年というのが一般的」と定義している。

日本では、「不妊の検査や治療を受けたことがある（または現在受けている）」夫婦は二二・七パーセントで、夫婦全体の約四・四組に一組の割合になる。

実際、こうした（一年以上経過しても妊娠しない状態の）不妊カップルにおいて、WHOの統計では、両性に原因があるケースが約二四パーセント、男性側にのみ原因のケースが約二四パーセント、すなわち全体の半数近くで男性に原因があるとされている。（少なくとも）男性側に原因が考えられる時に「男性不妊症」と言う。

男性不妊症の原因としては、造精《ぞうせい》機能障害が八〇パーセント以上を占めている（その半数近くが「原因不明」）。ついで性機能障害（勃起不全と射精障害）が一三・五パーセント、精路閉塞の三・九パーセントとなる。（図A参照）

★2　無精子症とその診断

男性不妊症は一般的に精液検査により原因分類され、射出精液中に精子をまったく認めない「無精子症」、精子数の少ない「乏《ぼう》精子症」、精子に運動障害のある「精子無力症」などに分類される。

一般的に、一ミリリットルの精液中には、個人差はあるもののおよそ（一〇〇〇万から）八〇〇〇万もの（運動）精子が認められるとされている。無精子症は、少なくとも二回以上の射精サンプルに精子が存在しないことで診断される。男性の一〇〇人に一人が無精子症とも言われている。

「射出精液中に精子が一匹も見当たらない場合」であっても、「閉塞性」の無精子症では、精巣内で精子がつくられている。精子の通り道（精巣上体《じょうたい》や精管《せいかん》〈図B参照〉）が閉塞・欠損しているために、射出精液中に精子が出現しないのである。詰まった部分を手術で再建することによって、射出精液中に精子を出現させることが可能になる。それにより自然妊娠を望めることもある。

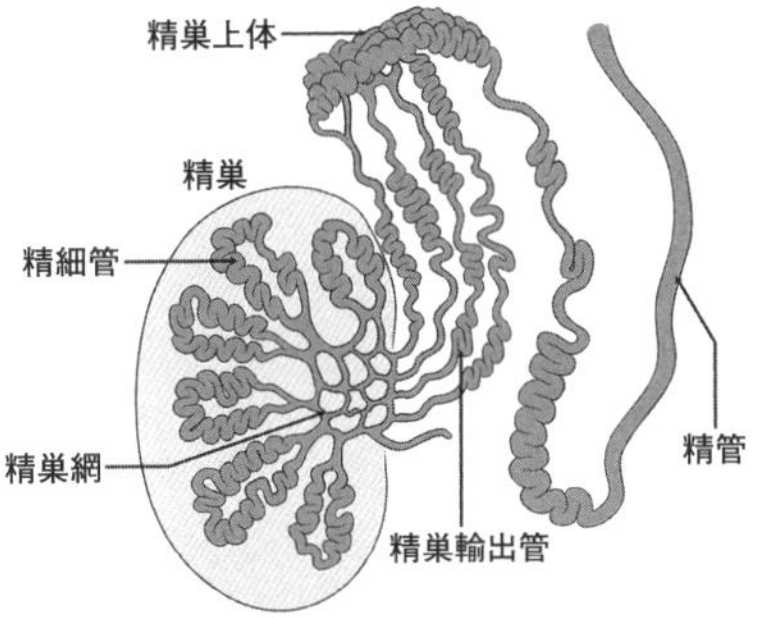

図B　精巣・精細管の図

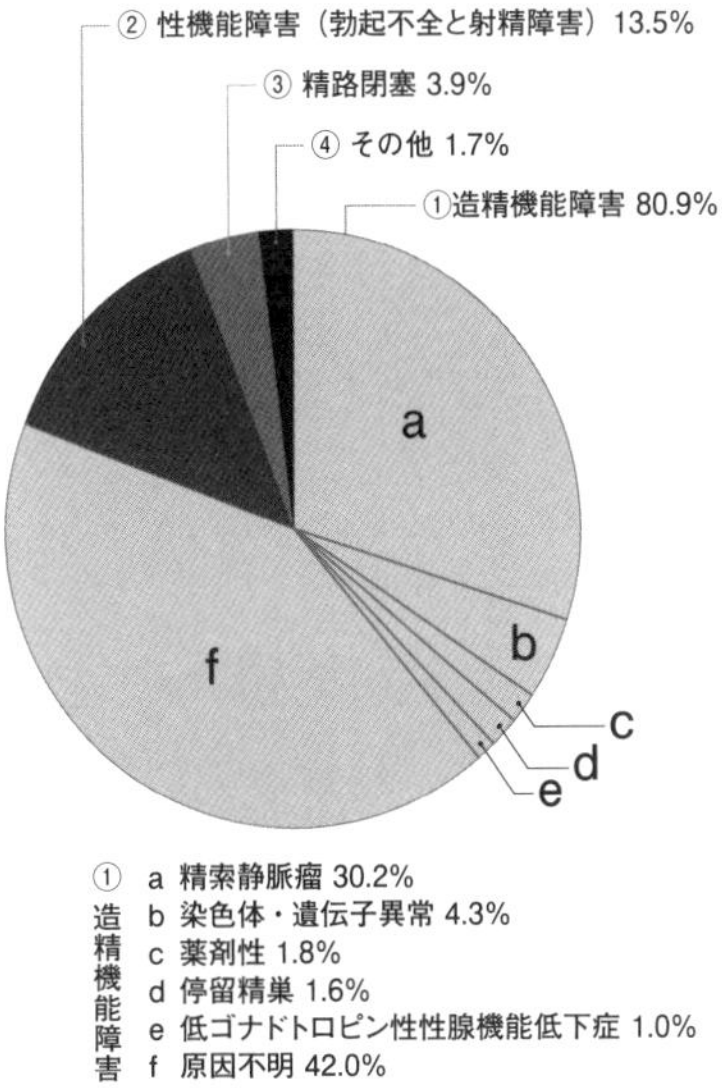

図A　男性不妊症原因

（湯村寧他。厚生労働省子ども・子育て支援推進調査研究事業「我が国における男性不妊に対する検査・治療に関する調査研究平成27年総括・分担研究報告書」より作成）

一方で、精子の通り道には問題がなく、精巣でほとんど精子がつくられていないために射出精液中に精子が存在しないタイプが「非閉塞性」の無精子症である。これが無精子症の八〇〜八五パーセントを占める。治療が難しく、根本的な治療法は現在ない。しかし、外科手術により精子を採取・確保できる可能性がある。

★3　無精子症の原因

無精子症の原因は、精巣停留（精巣が陰嚢《いんのう》内に降りてこない）、遺伝性疾患（Y染色体微小欠失《けっしつ》などの遺伝子異常、クラインフェルター症候群、染色体転座《てんざ》・逆位《ぎゃくい》など）、精子形成停止（成熟停止）といった先天性のものと、後天的な、例えば外傷（ぶつけて精巣が腫れあがるなど）やねじれ、あるいは感染（おたふくかぜ性精巣炎、性病など）、精巣腫瘍《しゅよう》、投薬による有害作用、放射線照射、手術（鼠径《そけい》ヘルニア、膀胱《ぼうこう》や尿道、脳の手術など）、精索静脈瘤《せいさくじょうみゃくりゅう》などがある。ただし、ほとんどの無精子症の原因は先天性とも言われている。

なお「原因不明」は、「閉塞性」の無精子症の二〇パーセントほどに、「非閉塞性」では約四〇パーセントに認められるという。〔六三頁の註も参照〕

★4　無精子症の治療、TESEなど

「射出精液中に精子が一匹も見当たらない場合」でも、精巣内には精子が存在することがあり、手術により精子を回収し、受精させることが可能である。手術は、閉塞性無精子症であるが精子の通り道の閉鎖や欠損の再建が困難な場合、あるいは非閉塞性無精子症の患者に対して行われる。身体診察や血液検査の結果に基づいて、精子回収の可能性を判断する。

精子回収には次のような方法がある。

経皮的精巣上体精子吸引術

percutaneouscpi- didymalspermaspiration（PESA）：精巣上体に針を刺し吸引、精子を回収する方法である。最近は選択されないことも多い。

精巣内精子採取術

conventional TESE（C-TESE）：手術顕微鏡を用いず精巣から精巣組織（精細管）を採取して、その中から精子を回収する方法である。

顕微鏡下精巣内精子採取術

microdissection TESE(MD-TESE)：手術用顕微鏡を使うことで、手術視野が向上し、精巣へのダメージを少なくしつつ、また良好な精子の回収率を高めた方法である。その回収率は三六パーセントほど。通常のC－TESEで精子が見つからなかった人からも、精子が見つかることが報告されている。

手術にかかる時間には個人差があり、局所麻酔のみで二〇分程度で終わる場合もあれば、全身麻酔で二、三時間を要する場合もある。また、術後の痛みや違和感も個人差が大きく、睾丸から腹部にかけて数日～七日間ほど痛むこともある。

顕微授精（ＩＣＳＩ）の成績は、一回で妊娠できる確率が「閉塞性」で三〇～四〇パーセント、「非閉塞性」で二〇～三〇パーセントほどであり、正常男性の精子を用いたＩＣＳＩの成績に比べると、やや劣る。挙児率《きょじりつ》についてはＩＣＳＩを繰り返すことで「閉塞性」がほぼ一〇〇パーセントなのに対して、「非閉塞性」は一五～二五パーセントに留まる。

なお、採取した組織の中をくまなく探しても、精子を確認できない、運動率の低い精子や奇形した精子しか見つからない、ということがある。その場合に、ＭＤ-ＴＥＳＥで精子になる前の段階の「精子細胞」を回収し、ＩＣＳＩが試みられることもあるが、世界的な報告でも極めて成功率は低い。日本では安全面の観点から、臨床的には選択されないことが多い〔五五頁の註も参照〕。

★５　長らく議論される医療

議論になっていた点は主に三つ。

まず一つは、日本産科婦人科学会（以下、日産婦）が一九八三年に出した「体外受精」に関する会告（ガイドライン）で、「体外受精を実施する対象は法的に婚姻《こんいん》している夫婦に限り、受精した卵子はそれを採取した女性に戻す」としたこと。これにより、第三者・他人から精子や卵子の提供を受けた「体外受精」は認められないことになった。

次に、やはり日産婦が一九九七年に「非配偶者間の人工授精」すなわちＡＩＤの実施について初めて会告を出し、精子提供の「無償性」や「匿名性」を定めた。身内からの提供は「非」匿名性ゆえにできない。ＡＩＤ自体は一九四八年に慶應大学で始められ、それまで学会はなんら規制してこなかった。

こうした中、諏訪マタニティークリニックが一九九六年一〇月に姉妹間での卵子提供による体外受精を、翌一一月に兄弟間での精子提供による体外受精を行った。九八年に卵子提供による体外受精について公表すると、日産婦は根津八紘院長を学会除名処分とした（二〇〇四年に和解）。

三点目は、親子関係の認定である。日本では、母と子に関しては一九六二年の最高裁の判例によって「生まれた子どもの母親」は「その子どもを産んだ女性」としてきた。一方、父と子に関しては、民法の定めの中に「妻が婚姻中に懐胎《かいたい》した子は、夫の子（嫡出子《ちゃくしゅつし》）と推定する」とあることから、ＡＩＤで生まれた子についても「夫の子」と見なす方向にあったが、民法の規定自体「精子提供」の行為までを想定していないとの意見もあった。

そこで母と子、父と子の親子関係をあらためて明確化し、子の法的地位を安定させようと厚生労働省や法務省（の部会）、日本生殖医学会、日本学術会議、自民党国会議員による生殖補助医療のプロジェクトチームなどが動いた。子の福祉だけでなく、「出自を知る権利」の保障などもまた重要な課題となってきている。詳しくは巻末の「解説」を参照。

★６　こうのとり相談室

こうのとり外来（不妊症外来）に併設された相談室。治療に関する質問・不安には看護師が、人工授精や体外受精技術に関しては培養士が、心の問題についてはカウンセラーが随時対応している。

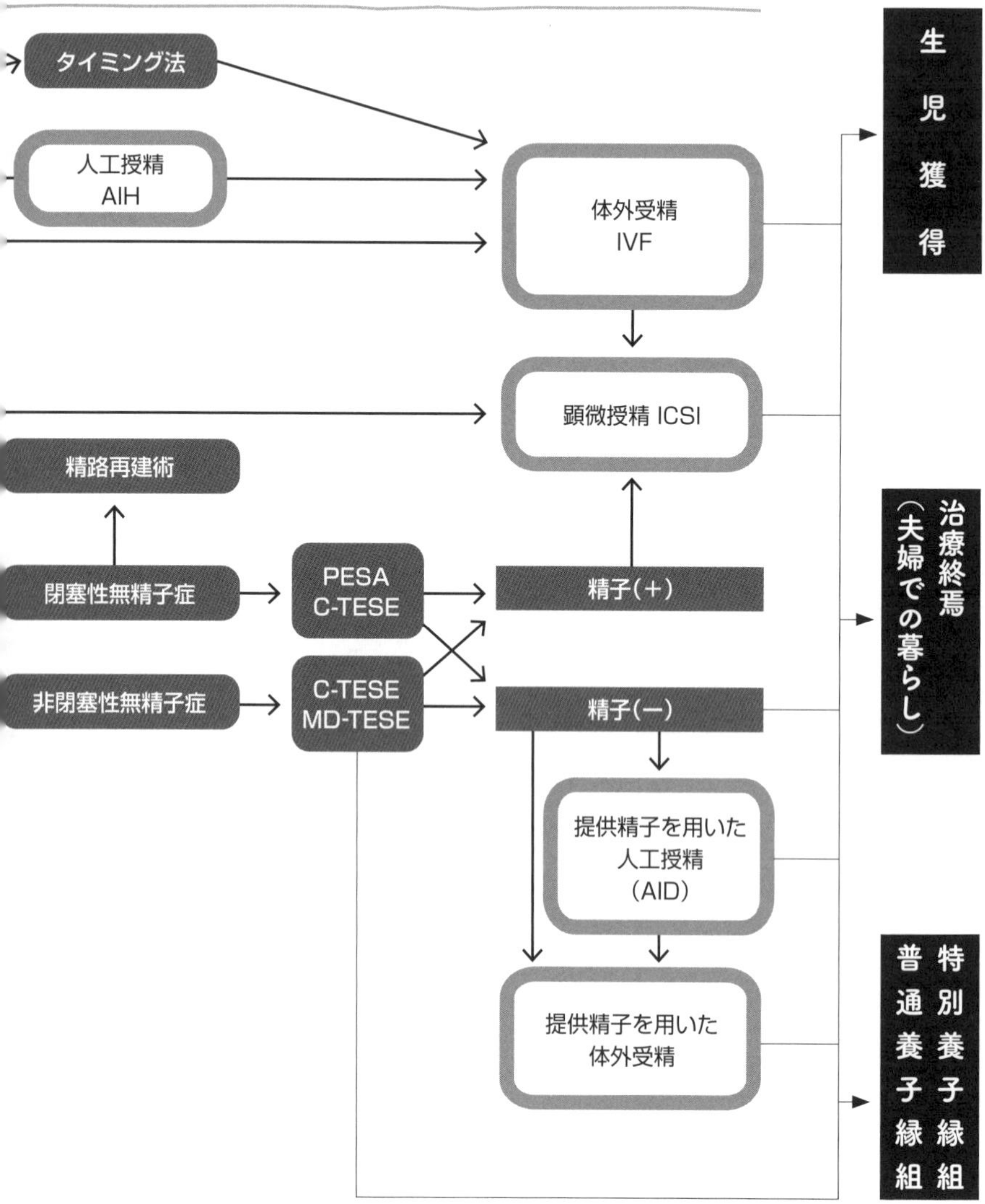
タイミング法
人工授精
AIH
体外受精
IVF
顕微授精 ICSI
精路再建術
閉塞性無精子症
非閉塞性無精子症
PESA
C-TESE
C-TESE
MD-TESE
精子(+)
精子(−)
提供精子を用いた
人工授精
(AID)
提供精子を用いた
体外受精
生児獲得
治療終焉
(夫婦での暮らし)
特別養子縁組
普通養子縁組

精子に起因する不妊症治療のながれ

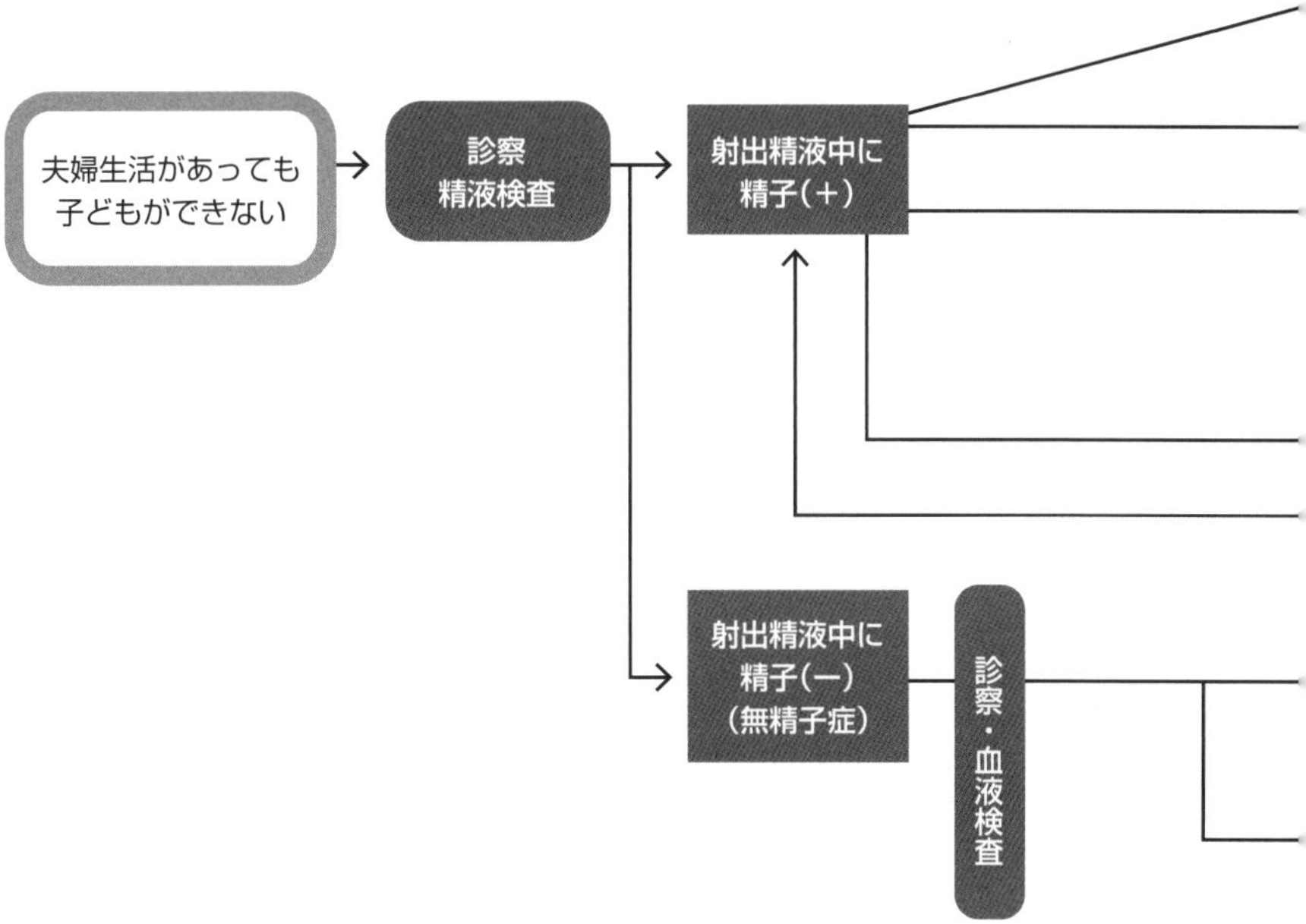

用 語

◆ **PESA 一経皮的精巣上体精子吸引術**
経皮的に精巣上体から精子を吸引する術式です。

◆ **C-TESE 一精巣内精子採取術**
陰嚢(いんのう)を切開し、精巣から組織（精細管）を採取、その中から精子を回収する術式です。

◆ **MD-TESE 一顕微鏡下精巣内精子採取術**
顕微鏡を使用して TESE をおこなう術式です。

第2章 特殊生殖医療に賭ける

特殊生殖医療とは、諏訪マタニティークリニックが通常の不妊症治療とは区別し行ってきたものです。「多胎一部救胎手術（減胎《げんたい》手術）」（1986年に第1例）、「提供卵子による体外受精」（96年）、「提供精子による体外受精」（96年）、「代理出産」（96年）、「着床前診断」（2005年）を特殊生殖医療と称してきました。

しかし、その取り組みは日本産科婦人科学会などの方針と異なり、その度に論議を呼んできました。いまだ社会的に広く認知を得るに至ってはいません。

特殊生殖医療の実施にあたり、諏訪マタニティークリニックでは独自のガイドラインを設けるとともに、患者・家族との「面談」を時間をかけて行っています。治療を前に家族の間に気持ちのズレがないこと、特殊生殖医療について十分理解を深めることが求められます。

＊患者、家族の氏名はすべて仮名です
＊年齢はクリニックで治療を開始した際の年齢です
＊妻・実父・実母・実兄・義姉は患者との続柄を表します
＊【現在】は手記執筆時の治療状況、家族状況を表します
＊手記の多くは院内情報誌『ＴＯＳＳ（トス）』や『「ここテキスト」精子提供による非配偶者間体外受精』などに掲載されていたものです。掲載にあたり編集し直しています

第1節　諏訪マタニティークリニックにたどり着くまで

妻へできる最善のこと、それは

五味健一さん・原因不明無精子症・三六歳
【妻】ひとみ・二九歳【提供者】実父・六一歳【現在】二子

妻が産婦人科で、排卵の状態を確認してきました。良い状態の卵子が出来ている、今日性交があれば受精するかもしれない、と医師に言われたようです。私の中で子づくりというものは、そのような人為的なものではなく、普通に生活していく中で行うものといった考えでした。医師に相談しにいった妻を、滑稽《こっけい》に思ってしまいました。でも、一日でも早く子どもが欲しくてそうしたという妻の思いを汲《く》み、その日私は医師の指示に従いました。

その後の診察で、医師から私の精子の採取を求められました。結果、「精子の存在が確認できない」ということでした。何かの間違いであってほしい、その検査の時だけいなかったのでは？　と自分の都合のいいように考えようとしましたが、検査に間違いはないとのこと。次の睾丸の細胞検査にすべてを賭けることにしました。しかしその検査でも精母《せいぼ》細胞（精子の元となる細胞）はひとつも見当たらない、と言われました。もう、何の言葉も出ませんでした。

何のために自分はこの世に居るのだろう、何か悪いことでもしたのか？　なんで俺が……何がなんだかまったくわかりません。ひたすら妻に謝り続け、自分の不甲斐無さを痛感しました。お互いに口をきくこともなくなり、険悪な雰囲気の漂う家庭生活となりました。

その後、妻がインターネットを駆使し、精巣生検《せいけん》に長《た》けており、精母細胞さえ発見できればそれを培養《ばいよう》し、精子を育てることができるといった病院を見つけ出しました。問診の際、「こういった問題で、悩んでいる人の約三割は解決できます。希望をもって」と言われ、私は三割という数字に対して「七割はダメなのか」と思い、妻は逆に「三割を信じる」と思ったそうです。検査予約はいっぱいで、予約が取れたのは問診から半年も先。でも、私のような人間が多数いることを知りました。

検査待ちのキャンセルが出たとの連絡があり、三か月ほど早く受けられることになりました。期待と不安で検査を受けましたが、「精母細胞は見つかりませんでした。残念です」と言われました。なにか他に方法はないのか？　もう一度検査してもらえない精子は精巣内の精細管と呼ばれる組織で作られ精管へ運ばれていく（43頁、図B参照）。このとき精子のもとになるのが精祖《せいそ》（原《げん》）細胞であり、これが分化、そして分裂を繰り返して精子となる。

精子細胞は、精子になるひとつ手前の段階の「未熟」精子であるものの、遺伝子レベルでは完成した精子と変わらず、ICSI（顕微授精）によって出産も可能と一部の研究者の間ではされてきた。円形精子細胞注入（ROSI）と呼ぶ手法である。

しかし世界的に出産の報告例は少なく、長らくわが国でも日本産科婦人科学会や日本不妊学会（現・日本生殖医学会）は臨床への応用を認めてこなかった。

2013年5月に北九州市のセントマザー産婦人科医院が、このROSI法により80人の子どもの出産に成功したと公表。医院では「未熟な細胞を形などの特徴から他の細胞と選別する手法を考案。取り出した細胞を、電気で刺激して働きを活発にした卵子と体外受精させて母親の子宮に戻して妊娠させる。……この手法の影響とみられる重い異常は今のところ出ていない」（日本経済新聞）ということであった。医院HPによれば、2016年までに134例の出産があった。

2023年9月、医院はこども家庭庁こども家庭審議会（科学技術部会）にROSIの妊娠成功率向上を目的とした研究計画を申請している。

図は精子形成の過程を表す。精祖（原）細胞 → 分化 → 1次精母細胞 → 複製及び減数分裂 → 2次精母細胞 → 減数分裂 → 精子細胞（円形細胞 → 長形精子細胞）→ 精子完成、となる。一連の過程に74日程度かかる。精子完成した精子は、頭部と尾部《びぶ》（泳ぐためのしっぽ）をもった姿になる。精子は精巣輸出管を経て精巣上体へ運ばれ、そこで射精の瞬間を待つ。

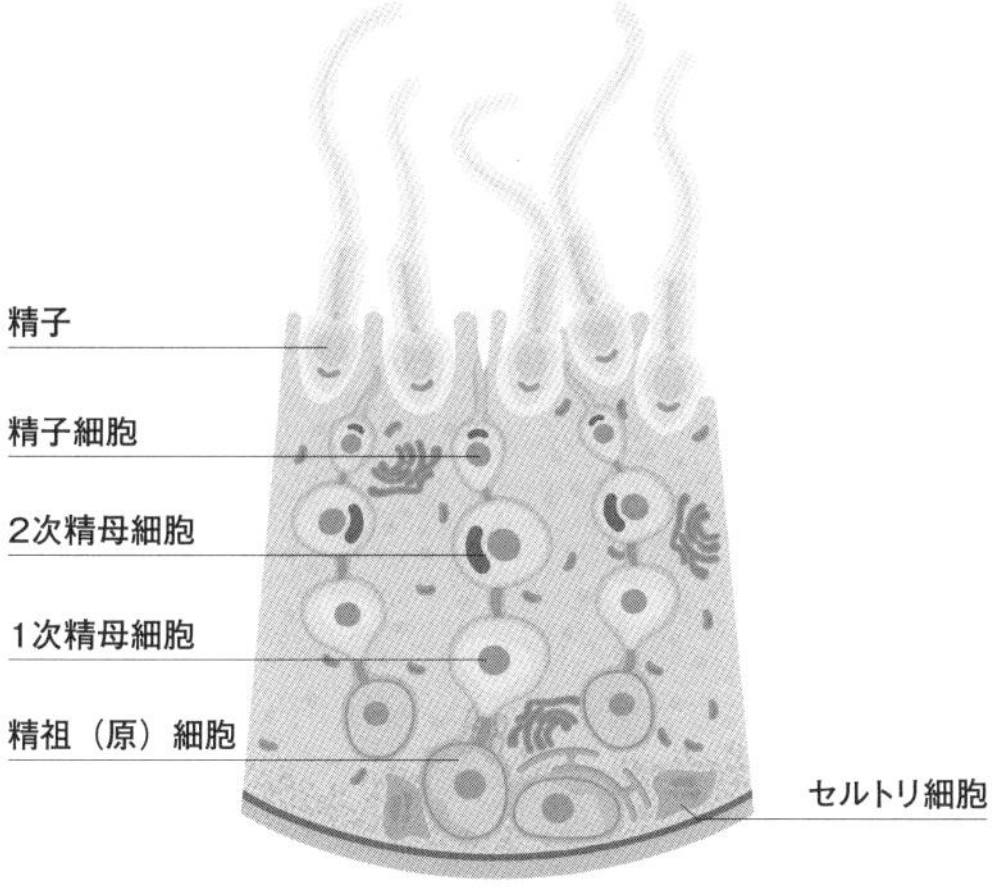

か？　としつこく詰め寄りましたが、「これ以上検査すると、男性機能が損なわれてしまう。一〇〇人に一人はこういった症状があり、不思議ではありません。子を授かるための方法としては、他人の精子を譲《ゆず》り受ける方法もあります」と淡々と言われました。

他人の精子？　赤の他人？　耳を疑いました。そのような方法で子を授かっている人が、実際この世の中にいるのか？　しかし、それが考えられる唯一の方法だとしたら。妻は塞《ふさ》ぎこみ、何もできない状態になりました。魂が抜けたように涎《よだれ》を垂らしながら、うずくまって泣いています。見ていられませんでした。

死にたい……死ねば妻も納得がいくか……死別なら少しは将来が開けるか。しかし実際には、死に切れません。やはり私にできる最善のことは、離婚することと考えました。妻はまだ若い、やり直しがきくだろう。私の両親にも事情を伝え、離婚が最善との結論となり、妻の両親へお詫びに行くことになりました。しかし妻は「私と居る」と言い張りました。正直この答えはとても苦痛でした。私は何もできないのに、何の役にも立たないのに。それなのに妻は、私の側に居てくれました。

そうして月日だけが経っていきました。妻は私との間に子どもをもうける方法を、諦めずに模索していました。そんなある日、「こんな病院があったよ。相談してみようよ」と見せてくれたのが、諏訪マタニティークリニックのホームページでした。「これしかない」と言う妻を見つめながら、果たして彼女自身この方法で納得できるのだろうか？　と正直私は思っていました。

しかし、そうした懸念はもうありません。あるのは妻への、そして治療に協力してくれている両親への感謝です。精子がいないと診断されて以来、やっと人生に光が差した。これから私が為すべきことは妻へのサポート、ただそれだけ。今までのことを思えば、どんなことでもできると思いました。

ひとみさん・妻・二九歳

「やっと、やっと土俵にのれた。一日でも早く夫を父親にしてあげたい。治療が始まるのが楽しみ」

治療が決まったときの私の心境でした。

治療が始まると初めてのことばかりで、とても緊張しました。採卵、培養と順調に進み、培養士の方には受精卵のグレードも高いと言ってもらえました。受精卵ふたつを移植してもらいました。

移植後は「普通の生活でいいですよ」と言われていたにもかかわらず、「あれはしないほうがいい？」「これは？」としつこいくらいスタッフの方に尋ねていました。

迎えた妊娠判定の日。結果は陽性ながら数値が低く、一週間後には反応が消えてしまいました。「何がいけなかったのだろう」。自分を責め、ずいぶん落ち込みました。

夫や彼の両親は、「まだ一回目。気長にやればいい。一回目でそんなに落ち込んでいては、先が思いやられるよ」と笑顔で慰めてくれました。

けれどもその後、五回移植を行うものの、すべて反応なし。次第に治療が苦痛になってきました。また、結果が出ないのは「精子に問題があるのでは?」と義父が気にしていることも耳に入り、逆に私は自分に問題があるのではと思い詰めるようになっていました。

苦しいときは、こうのとり相談室で胸の内を吐き出させてもらいました。カウンセラーの渡辺さんはいつも変わらず、どんな話も最後まで聞いてくれました。

七回目の移植、初めて胚盤胞(受精から五日程度経過した段階の胚)を戻すことになりました。期待して祈りました。そして判定の日、恐る恐る診察室のドアを開けると、吉川先生が「反応が出たよ」と言ってくださいました。やっと夫にいい報告ができる!

夫は電話の向こうで、「やったー! ついに!」と叫んでいました。

無精子症がわかってからというもの、いつ破裂してもおかしくないほどに張り詰めていた日々に、安らぎが訪れた瞬間です。この日のことは、今でも忘れられません。

家族みんなを幸せにする選択

伊藤慎二さん・小児がん・三六歳
【妻】恵・三三歳【提供者】実父・六八歳【現在】一子

無精子症だとわかったのは、妻と結婚して間もなくでした。原因は中学時代の抗がん剤投与と考えられます。地元のクリニックで、精子の有無を判定するためＴＥＳＥを行いました。結果は、数匹精子は存在したがすべて死んでいた、というものでした。痛い思いをして、結果は最悪。これから先のことを考えると、気持ちが暗くなりました。

残るはＡＩＤですが、このクリニックの医師はＡＩＤに否定的立場をとっており、とても相談に乗ってもらえそうにありませんでした。予想していたとおり、「あなたの相談に乗っている時間はない」との一言で診察は終わり、帰りがけに一冊の本を渡されました。それはＡＩＤにより生まれた人たちの手記集で、彼ら彼女らがその出生の秘密に触れたことでアイデンティティの喪失と再確立に、どんなに苦労したかが綴られていました。

その本を読んだことがのちに、ＡＩＤあるいは実父からの精子の提供となったときに、後者を選ぶ理由となったように思います。

ここから私と妻は、情報のアンテナの範囲を全国へ広げ、可能性のありそうな治療を求めました。希望は、「死んではいたけれど精子はいた」ということです。つまり、少しだけでも生きている精子がまだいるのではないか。ただ、一回目のＴＥＳＥの際、執刀医の先生からは、切れば切るだけ男性機能はダメージを受け結果も悪くなると言われており、次の二回目が最後のＴＥＳＥになると覚悟していました。

妻が見つけてきたのは、全国的にも有名な施設です。日帰りが難しい距離でしたが、このクリニックに決めました。精子になる前の細胞でも採取できれば、体外受精ができるというのが決め手でした。初診で睾丸の触診をした院長が、「大丈夫だ。いける」と自信満々だったのが印象的でした。

そのセリフにうかれてはいけないと思いながらも、なぜ最初にここへ来なかったのかと後悔しました。ところが二回目のＴＥＳＥも、結果は精子なし。びっくりするくらいさらりとした報告で、やはり、私のような患者にはこれ以上関わっていられないといった感じでした。

ここからしばらく、次に進むことができなくなってしまいました。自分の精子で子どもが出来ないか考えていた私にとって、他の選択肢を選ぶことにはとても抵抗があり、気持ちの整理に時間がかかりました。

先へ進もうと決めたのは、妻の言葉でした。結婚前に小児がんの治療について知らされていたので、ある程度の覚悟はできていたこと／子どもの成長は環境がすべてで、その環境を私たちはつくりあげられると思うこと／女として出産はしたい、というのが妻の意思でした。彼女の言葉で、一から考え直すことができました。

養子は、妻の出産願望から除外。残るは提供精子による治療でしたが、私たちが選んだのは父からの精子の提供でした。匿名の第三者（他人）からの精子提供は、生まれてくる子どもに遺伝上の父親が誰なのか聞かれた時に答えられません。子どもは、育ての親がどんなに愛情をかけたとしても、遺伝上の父親が誰なのか知りたいと思うのです。その時に、きちんと伝えられる状況をつくっておきたい、そう思ったことがこの治療を決めた一番の理由でした。

方針が決まりましたが、協力を仰がなければならない両親の了解をどのようにして取り付けるかという問題が残りました。「断られたら諦める」。あらかじめそれは妻と約束していました。

相談に行くと、父はすぐに了承してくれました。しかし、母は意外に慎重でした。母には「精子の提供者は関係が近い血縁者より他人のほうがよいといった考えもある。もうすこし考えてみてはどうか」と言われました。それについては、ＡＩＤの人たちの手記も例に挙げて説明し、夫婦で検討した末のベストな案であることを伝えました。さらに自分たち夫婦がなぜ父からの提供を望むのか、どうしてそこまでして子どもが欲しいのかなど、思いの丈を打ち明けました。結局その日は結論を急がず、ひと月後、あらためて話し合うことになりました。

いま思うと、母からの返事を待っている間に、もう一度自分たちの選択についての決意を再確認できた気がします。

そしてひと月後、「みんなが幸せになれるのであれば、その選択肢もありだね」。母はそう言って、了承してくれました。

今、妻のお腹の中には、もうすぐ生まれてくる子がいます。周りの友人にいつ言うか、名前はどうしようかなど頭を悩ませています。私たちはどこにでもいる夫婦です。ここに至るまで大変でしたけれど、知らず知らず「夫婦とは」「家族とは」なにかを、考えることができた気がします。これから先なにがあろうと、夫婦で前を向いて歩む覚悟ができました。

提供精子による体外受精を施した261組における無精子症の原因

（2023.6 現在）

原因		組数
不明		190
染色体異常、遺伝子異常	クラインフェルター症候群[1]	21
	Y 染色体微小欠失[2]・転座その他[3]	20
術後		9
がん治療		15
脊髄損傷		2
その他		4
計		261（組）

1）クラインフェルター症候群

男児がＸ染色体を１つ以上多くもって生まれる（たとえばXXY；通常はXY）性染色体異常。発生頻度は男性500（〜 1000）人に１人とされる。思春期来発遅延、精巣萎縮《いしゅく》、無精子症など性腺《せいせん》機能低下症症状を来す。

無精子症例の約（10 〜）15％で染色体異常が認められ、うち90％以上は性染色体異常であり、その約80％をクラインフェルター症候群が占めている。

顕微鏡下精巣内精子採取術（MD-TESE）での精子回収率は高く、児を得られる可能性はある。

2）Y染色体微小欠失

性染色体異常であり、クラインフェルター症候群に次いで多い。

Y染色体上の遺伝子（AZF）は精子を造るのに必要とされ、その異常（欠失）は無精子症や乏精子症など男性不妊症を引き起こす。異常がAZF遺伝子にどの程度及んでいるかで、TESEによる精子回収が不可能になる。TESE手術前の検査の必要性が言われている。

3）転座

染色体には、XYの性染色体と1番から22番の常染色体がある。男性不妊症で、常染色体の構造異常として最も認められるのがロバートソン転座、相互転座（、逆位）である。常染色体に転座があると、精子が作られる過程で遺伝子・染色体の異常（つまり遺伝情報の過不足）が起きる可能性が高くなる。また、精子形成の分化が精母細胞、精子細胞など途中で停止する成熟停止もしばしば認められる。

遺伝子・染色体異常のある精子は流産の原因となり、精子形成障害の場合はTESEを行っても精子を得られない。AIDの適応となる。

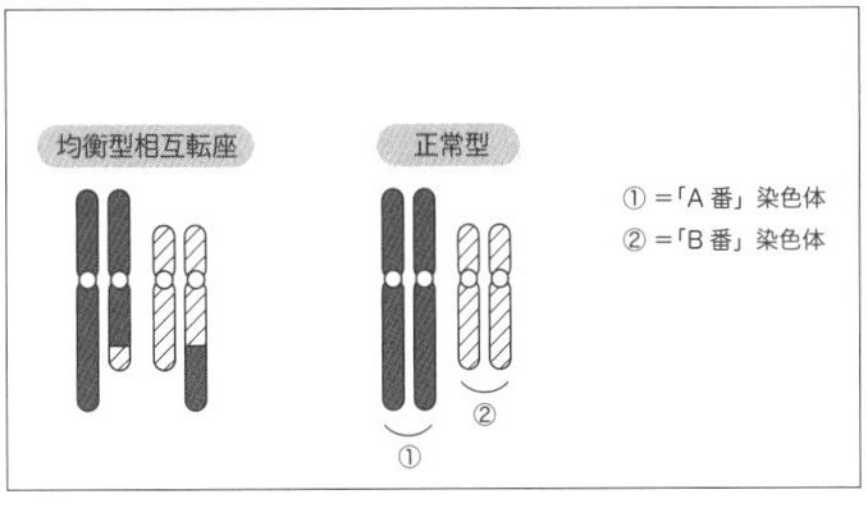

「相互転座」は、異なる２本の染色体に切断が起こり、その切断された断片が交換され、他方に結合する。

図の「均衡型」の場合には、情報が入っている遺伝子（染色体）の位置がかわっただけで、染色体の情報の総量は変わらない

察せられなかった前妻の本音

武藤和男さん・原因不明無精子症・四〇歳
【妻】真理・三一歳【提供者】実父・六八歳【現在】第一子

ＴＥＳＥ手術を行ったものの、精子の元となる細胞は見つかりませんでした。

二回目の精液検査で精子が見つからず、ＴＥＳＥの手術を受けるのであれば、やはり一番の実績をもつ施設でと、わざわざ病院を移った先での残念な結果でした。朝、手術を行い、日が変わる前くらいの時間に主治医の先生から、精子となる精子細胞が五段階で第二段階以降から存在しないことから、精子を発見することはほぼ不可能という診断を聞きました。おおよそ覚悟はしていたものの、妻に誠に申し訳ない気持ちと、男性としての機能が欠如していることへの劣等感でいっぱいとなり、溢れる涙をこらえることができませんでした。妻と二人で大泣きしました。

ＡＩＤの断念

しばらくして落ち着いてから私は妻に、「もし自然妊娠や好きな人の子どもを産みたいのであれば、お互い別々の道を歩んだほうがよいと思う。どう考えているのか聞かせてほしい」と言いました。その時、彼女は「妊娠し子どもを産めるのならば、それでいい」と言ってくれました。妻には自身の人生を賭けてでも子どもを産みたいとの想いがあり、自身で産んだ子どもであれば大切に育てていけるとの考えを持っていました。私も妻に、子どもを産めるチャンスがあるならば子どもを産んでほしいと考えていたため、ＡＩＤにチャレンジしてみようと考えました。諏訪マタニティークリニックの門を叩く前のことです。

ただし、ＴＥＳＥ手術を行った医師に聞いたところ、ＡＩＤの成功率は三～五パーセント程度ととても低く、治療途中で断念する夫婦が多いこと、（ドナーは匿名であり）ＡＩＤにより生を受けた子どもは、親や親族が何かを隠していることを察するとのことでした。また、日本でＡＩＤの治療を受ける場合、親族から精子の提供は受けられないこともその時に知りました。これは法律に基づく制約ではないものの、家族関係を複雑にしない、さらには精子提供の匿名性という原則に鑑み、日本産科婦人科学会（以下、日産婦）がガイドラインで定めているとの話でした。しかしながらこのガイドラインの精子提供に関しては、子どもの出自を知る権利と矛盾していることは周知の事実であり、にもかかわらず何十年も前から改善されていない現状に釈然としないものを覚えました。

ＡＩＤ治療を実施している病院に予約はしたものの、さらに調べてみると、匿名のドナーから提供された精子で生まれてきたことを知った子どもが、父親が誰なのかわからないことで生涯悩み続けるなど、生まれてくる子どものことを考えると、ＡＩＤ治療は諦めたほうがよいのではという気持ちになっていき、妻と何度も話し合いを重ねＡＩＤ治療を受けることは断念しました。

海外では、身元が明らかな人物から精子を提供してもらい、人工授精や体外受精が普通に行われているのに、日本では学会が規制する形で実施されていない。その理由が不可解であることにあらためて困惑し、とても悩まされました。日本でも身元を隠す必要のない、子どもから遺伝上の父親を尋ねられた場合には明らかにできるドナーによる治療はできないものか模索し、実父や兄弟からの精子で治療を行っている諏訪マタの門を叩くことになったというわけです。

締び

私のように、子どもが欲しくても自分の力ではどうすることもできない男性からしてみれば、日産婦が出しているガイドラインは、患者の意見や考えを汲むというより、医療者側が管理しやすいなどの理由のもとに作成されたものだと強く感じます。もし子どもを授かれるのであれば、少しでも妻と二人の遺伝子に近い子どもが欲しいと思うのは至極当然のことだと思うからです。

そのうえで私は、家族というのは血縁がすべてというわけではないとも思っています。実際、血縁のない親子でも幸せに暮らしている家族はいますし、ＡＩＤの家族であっても、家族の結束力が強く幸せな家庭を築いている人たちはいるはずです。それは結局、親子が強い絆で結ばれているかどうか、家族関係が良好かどうかだと思います。その絆や関係の一つとして血縁や遺伝子があるのだと考えます。

諏訪マタに連絡を入れると、すぐにカウンセラーの渡辺さんから電話をいただきました。治療開始までには半年以上の事前準備の期間があること、課題図書の感想文の提出、数回にわたる面談を経たのち、家族・夫婦関係に問題がないと判断した夫婦だけが治療に入ることができるとの説明を受けました。

諏訪マタでは、日産婦のガイドラインと異なる独自のガイドラインが設けられ治療が実施されていました。それだけのリスクを背負い、覚悟のうえで治療を行っていることがわかり、私たちも相応の覚悟をもって治療に臨む必要がありました。私たち夫婦はもちろん、私の両親も諏訪マタの方針に承諾してくれ、治療準備に入りました。

しばらくすると第一弾の課題図書が届き、私たち夫婦は課題図書を読み、意見交換などをしながら感想文を書き上げ、一回目の感想文を提出しました。二回目の課題図書の感想文提出は、私の両親と私たち夫婦の四人分の提出となりました。遠方に住む両親とは電話などでお互いの意見を交換しながら感想文を書き上げ、二回目の感想文の提出と順調に進んでいきました。

私たちは課題図書に出てくる体験談について表面的な部分だけでなく、言葉の奥底にある真意について、時には生まれてくることになる子どもの立場になって、妻と何度も議論を重ねました。その結果、妻と私との間ではこの治療で子どもを授かることに対する認識に差があることがわかったのです。

前に妻は、「自分自身が妊娠し子どもを産むことができるならそれでよい」と言ってくれていました。私はその言葉を信じ、なんとか二人が納得した形で子どもを授かる方法はないかと奮闘し、やっとのことで諏訪マタにたどり着き、これから二人でがんばっていこうと思っていたのです。しかしながら彼女の本心は、「可能であれば自然な形で妊娠し、普通の家庭を持ちたい」というところにあるとわかりました。

私に言ってくれた最初の言葉は、傷ついている私をこれ以上、傷つけるわけにはいけないと考えた彼女なりの優しさから出た〝偽り〟の言葉だったのです。彼女はそのことにずっと悩んでいたのです。気づいてあげられなかったことを悔やむとともに、「無精子症」という酷な宿命から逃れられない自分にこれまで以上に強く打ちひしがれる思いでした。

近い将来、話題のｉＰＳ細胞が実用化されれば、「無精子症」に悩むことなどなくなるに違いありません。でも今は……どんなにお金を積んでも、どんな名医にかかっても妻の願いを叶えてあげることはできないのです。

その後、何度もの話し合いを行い、私たちは別々の道を歩むことになりました。

誰も傷つけたくない

面談のキャンセルとその理由について、渡辺さんにメールを出しました。正直、何かしら厳しい言葉をいただくものと覚悟していましたが、予想に反し温かい気遣いと励ましをいただきました。「(二人が) 本音で話し合いができてよかった」「幸せの形はひとつではない」など一言一言が心にしみ、そして「この先、あなたの人生において、無精子症という状態に折り合いをつける作業をいつか私としましょう。その時が来たなら、どうぞ私のもとへ訪ねてきてください」と書かれていたのには大変驚きました。いつかきっと渡辺さんに会いに行こう、そう決心しました。

それからの私は、恋愛や結婚などと無縁にひとりで生きていこうと思っていました。そうすれば誰も傷つけずに済みます。幸い独身でなんの不便や不都合を感じることもなく、これまで以上に仕事に力を注いだ生活を送っていました。

しかし、人生や人の縁は異なもの味なもので、恋愛など遠ざけているつもりがいつの間にか引き寄せられていたようで、自分でも気づかぬうちに親しくなった女性が現れました。真理です。しかし私には男として足りないものがあり、もしもお付き合いするのであれば、そのことを告げなくてはいけない……しかもそれは誰にも知られたくない秘密です。これ以上親しくしないほうがいいのではと悩んだものの、いっそう親密な関係になっていく中で勇気を振り絞り、無精子症であることを打ち明けました。

緊張しながらも努めて明るい雰囲気で、前妻との顚末《てんまつ》を淡々と話しました。すると話を聞いていた彼女が泣き始め、やはり彼女を傷つけてしまったとすぐに後悔したのですが、彼女が泣いているわけが違うのがわかりました。

それから約一年お付き合いして、私たちは結婚しました。

再チャレンジ

結婚生活がある程度落ち着いた頃、私は再び三年前と同じく諏訪マタの相談フォームに記入し、メール送信しました。なんと渡辺さんからすぐに電話がかかってきました。私のことを覚えていてくださり、「三年越しですが、いよいよお会いできるのですね」と言っていただけ、とてもうれしかったです。真理との再婚をとても喜んでくださいました。

私にとっては二度目のチャレンジとなりますが、真理は初めての諏訪マタでの治療の準備に入ることになりました。前回と同様に課題図書を読み、家族で意見交換をし、感想文の提出のプロセスを経て、いよいよ渡辺さんと初めてお会いする時がやって来ました。電話での印象から、とても丁寧でありながら、厳格な方ではと想像していました。実際にお会いすると、とてもフランクでフレンドリーな方でした。それでも面談では、厳しい一面が時折うかがえました。

この点は相談室スタッフとの面談だけでなく、院長先生と副院長先生の面談すべてで言えることです。面談では私たちに子どもを授かる親としての準備ができているか、しかもその準備は世間から批判を受ける可能性が高い親になるという準備で、それができているか、確固たる覚悟があるか、心にブレがないかなどを確認しているのだと随所に感じました。

考えてみると大人になってから、これほど一つのことに家族が一丸となって取り組むことはありません。同じ本を読み、同じような感想や意見を持った場合でも、その思いや見解には実は微妙な差があったりします。だからこそ、それぞれの思いや意見を交換することで様々な発見がありました。治療が始まるまでの準備期間を通して、家族の絆が深まったと実感していました。

「(治療が)始まるとあっという間だよ」と渡辺さんから言われていました。それを聞いたときは、〝そうなのかなぁ〟と半信半疑でした。ところが実際、本当にあっという間に時が進んでいくように感じています。幸いなことに私たち夫婦は、一回目の胚移植で妊娠まで進め、間もなく無事諏訪マタを卒業できそうです。

辛いのは無精子症だけでないと思えるようになった

福田洋介さん・原因不明無精子症・三四歳

【妻】えみ・三四歳【提供者】実父・六三歳【現在】二子

絶望

先日、とてもショックなことがありました。同年代の男性と飲んでいた時です。その方は独身でした。「結婚は？」と何気なく聞いた私でしたが、返ってきた答えは衝撃的でした。治療しても治らないＥＤ（勃起《ぼっき》不全）で女性とお付き合いすることを諦めた、と言われたのです。血の気が引きました。同じなのです。無精子症であるとわかった瞬間、結婚し子どもを授かって幸せになる、という人生のスタートラインに立てない、という絶望が同じだと感じました。私の場合は、恋愛し結婚し、無精子症が発覚しました。それでも妻は私の子が欲しいと言ってくれました。だからここまで来ることができた。でも、その前に絶望すると、パートナーを探すことすらできなくなってしまう……

こんな風に絶望の中にいるのは、男性だけでないはずです。無精子症だけではないはずなのです。子どもを望みながら産むことのできない女性も、同じなのかもしれません。私たちは諏訪マタニティークリニックと出会うことができました。

みんな一人ひとり違う中で、ちょっとずつ苦手なところがあって、たまたま障害があったのがそこというだけの違い。できないことがある、ということはきちんと受け止めたうえで、治療で治るならそれでいい。何かで補えるならば、それでいい。そのように認め合える社会にならないだろうか。

選択肢は実はたくさんあって、たくさんの人が普通に知って、きちんと選べるだけの情報がほしい。その時代時代で、常識と言われるものは変わってゆきます。この不妊症治療の問題にも、正解、不正解はないと思っています。批判するだけでなく、少しでもより良い方向へ変わっていってほしい。そう考えます。

混乱

結婚して間もなく、子どもができにくいとわかりました。妻に、「精子の検査をしてほしい」と言われたときには、正直「何を言ってるんだ？」と思いました。なぜなら、自分に精子がないなどと考えたことがありませんでしたし、疑ってもなかったからです。

病院の診断で、無精子症かもしれないと妻から電話で聞かされたとき、確か仕事中に電話をもらったのだと記憶しているのですが、実はその時のことはあまりよく覚えていません。当時の私は、無精子症のこともほとんど知らず、また、なにかの間違いであってほしいという気持ちから、ひどく混乱した精神状態だったのではないかと思います。妻は泣いていました。

正確なことを調べるためにあらためて病院へ行き、再び診察を受け、やはり無精子症だと診断されると、悲しみと空しさと悔しさ、そして怒りのような感情が湧きました。

当時私たちは共働きで、お互い仕事も忙しく、そのことばかり考えている余裕はありませんでした。妻とじっくり話し合えないまま、ひとり自己嫌悪に陥り、悶々とする日々だったように思います。毎日酒を飲みすぎ、荒れてしまったのはこの頃です。

細胞を使った治療

妻や両親とも話し合いを重ね、ＴＥＳＥの手術をしました。しかし精子は見つからず、精子細胞も本当に未熟なものしか見つかりませんでした。精子細胞を使った体外受精で妊娠できる確率はものすごく低い、ということは承知の上での治療ではありましたし、妻は採卵のためのホルモン注射で精神が安定せず、治療のたびに辛い思いをさせるのが私もこたえ、「もういいんじゃないか」と思ったことさえ正直何度もありました。

治療の間、私たちは他の治療法について、また夫婦としての違う生き方についてもよく話をしていました。匿名の方から精子の提供を受けることについては、生まれてくる子どもに提供してくれた方がどんな人かを伝えられないのが嫌なので、妻が反対でした。私の父の精子を提供してもらう方法については、妻の産んだ子であれば、自分の子として受け入れる自信が私にはありました。それについては彼女もよく承知していました。

長い時間をかけて、ゆっくりお互いの思っていること、治療に対する考え方、夫婦としての生き方などを話し合うことができていたから、私たちはそれまでの治療をきっぱり止めることができたのだと思います。その時すでに不妊症治療を始めて五年が経っていました。

最初の面談

実父からの精子提供及び体外受精に賭けようと決め、たどり着いたのが諏訪マタでした。簡単なこれまでの経緯と想いを綴りメールしたところ、温かいメッセージが返ってきました。何度かメールでやり取りをし、普通ならば考えられない距離の病院へ私たちは向かいました。片道一〇時間、妻と二人、長いドライブです。どんなことを言われるのだろうと、不安もいっぱいでした。でも、傷付くのはもう慣れっこでした。そう思って迎えたカウンセラー渡辺さんたちとの面談。妻や両親以外で、こんなにも真剣に、こんなにも温かく、話を聞いてもらったことはありませんでした。何度も涙が溢れそうになりました。

負の感情

治療の相談が進んでいくと、副院長の吉川先生や院長の根津先生との面談があります。人間として、人の親となることについての覚悟が試されるにちがいないと思いました。面談の中で吉川先生から、「治療を諦めるという選択肢もあった。どうして第三者を巻き込んでまで子どもが欲しいのか」と問われました。

私は、「たくさんの理由がありますが、何より妻の手に子どもを抱かせてやりたいということです」と答えました。妻は、「最初は、落ち込んでいる夫を元気付けるために治療を始めました。治療を進めるにつれ、夫婦と子どもは遺伝子的な繋がりだけではないと考えるようになりました」といった内容を答えていたように記憶しています。

それに対して先生は、「治療によって生まれた子どもに対する責任は、普通に生まれてきた子ども以上に重たいもの。周囲から悪意ある目や言葉などの負の感情が家族に向けられることが万一あったとして、夫婦に向けられている時はいいが、それが子どもに向くこともあるかもしれない。そのことについて、夫婦で考えてほしい」といった趣旨の宿題をいただきました。

子どもに負の感情が向けられることは、起こり得ることだなと思いました。また、「負の感情」とは、とくに出生に関することを言っているのだと察しました。親が負の感情から子どもを守るのは当然ですが、子ども自身もそれをはね返す力をもつ。そのためには、互いの信頼こそ大事にちがいありません。心の底から信頼し合える親子、家族になれるよう努力し続けなければならないことに気づかせていただきました。とても感謝しています。

治療が始まると、経過は驚くほど順調でした。妊娠を聞かされた時には、うれしいのと怖いのとが半分で震えました。質の良い卵子が一つしか採卵できず、移植も受精卵ひとつという状況の下での妊娠でした。確率ではない命の不思議を、つくづく思い知らされました。

「普通」の家族

私の住むところは若者の少ない田舎であり、さらには仕事が自営業なこともあって、「まだ子どもができないの」「跡継ぎは？」という言葉に、大変苦しい思いをしてきました。そう聞かれたときにどう答えるべきなのか、笑って「まだなんですよ」と答える以外に、術はありませんでした。私だけでなく、妻も、両親も同じように聞かれていたにちがいありません。

後継ぎが欲しいのではない、純粋に子どもが欲しい。妻と幸せな家庭を築きたいだけです。子どもをもたない、結婚しないなどのいろんな生き方が許される都会に憧れたこともあったなと、いま思い出されます。

妊娠した後の安定期に入るまでの不安感。見ている側も苦しくなるようなツワリ。健診に行くたび、無事に育っていってほしいと祈るような気持ちで待っていたことなど、少しずつ子を迎える準備をしていく中で素直に感じたのは、驚くほどに「普通」になる、ということです。

諏訪マタにたどり着くまでは、無精子症であることに負い目を感じ、死にたいくらい悩みました。妻が妊娠してからも、負い目はありました。ところが、時が経つにつれ「普通」になって来るのです。普通に結婚し、普通に結婚生活を送り、普通に子どもを授かった夫婦と同じ、普通です。生まれくる子はまちがいなく愛しい我が子です。

だからこそ、治療方法は確立されているのに、苦しんでいる人を救うことのできない不妊症治療の現在に、私は怒りを覚えます。ルールは誰のためにあるのでしょうか。

本当に苦しい状況のもとでは、何が正しい選択なのかわからなくなります。選択は一つではなく、いろいろな方法で幸せになった実例があるということは、今まさに悩んでいる方にとって救いになります。私は諏訪マタに出会い、たくさんの当事者の手記を読み、現状を知るだけで不思議と心が楽になりました。

無精子症、その他いろいろな事情で不妊に悩む人たちが、様々な方法により子どもをもつことができ、社会のなかで「普通」に受け入れられて生活していけることを切に望みます。

できないことは誰かの助けや支えを借りたい

渡辺　充さん・脊髄損傷・三三歳
【妻】結衣・三二歳【提供者】実父・六一歳【現在】二子

今から一〇年前、バイクで交通事故に遭い病院へ運ばれて、その日の夜に緊急手術。目が覚めたのは朝方、まだ足が麻痺《まひ》していましたが、たくさんの人に迷惑をかけてしまって、早く退院して仕事に行かなくてはと思っていました。しかし三日経っても、一週間経っても足は動きません。その辺りから、「もしかして俺の足は一生動かないのか？」と思い始めました。三、四週間ほど経った頃に家族が呼ばれて、先生にこう告げられました。

「この先、車椅子の生活になるでしょう」

やはりというべきか、覚悟はしていましたが、ショックは大きかったです。自分の不注意でみんなに迷惑をかけてしまい、何より結婚前提で付き合っていた結衣に申し訳ありませんでした。

こんな体で結婚なんてしても苦労するだけだし、別れたほうがいいと思いましたが、結衣はそれでもついてきてくれると言ってくれました。普通なら、いくら彼女が承知してくれても、別れるのが当たり前だと思います。でも自分についてきてくれるなら、健常者と結婚するよりももっと幸せにしてやる！　と妙にムキになっていました。

しかし現実はといえば、へそから下の感覚はなく、動かすこともできないばかりか、尿意、便意の感覚もなく、子どもをつくる行為もできません。障害者一級、一番重い障害です。一番気がかりだった子どもについては、授かる方法があると聞かされ安堵しましたが、不安は山のようにありました。言葉では幸せにすると、いくらでも言えます。本当に幸せにできるのか？いやなんとしても幸せにするのだと、必死に自分を奮い立たせていたというのが、実は本当のところだったのです。

車椅子だからと引きこもることは、したくありませんでした。たくさん外出し、周りを見るようにしました。車椅子生活にも何か可能性があるはず。すると、こんな人がいるんだとか、車椅子でもこんなこともできるんだ、ということがたくさんわかりました。キャンプをしたり、海に行って泳いでみたり、二人でいろんなことにチャレンジし、新たな形での人生体験を重ねていきました。

どうやっても車椅子の自分には、できないことがあります。だから、自分にできることは精一杯やったうえで、できないことは誰かの助けや支えを借りていいのではないかと考えられるようになりました。本来人はそうやって人と寄り添い助け合って、幸せを築いていくものなのかもしれない。これからの幸せは自分と結衣、そしてできるかもしれない子どもとつくっていければいいと思いました。

しかし、二人には大きな難関がありました。当人たちの気持ちだけでは済まない、「結婚」という問題。

怪我をする前は、どちらの両親とも公認の交際でしたが、怪我をして一生車椅子の生活になるとわかったら、結衣の両親は結婚も交際自体も断固大反対。親としては当たり前で、苦労するとわかっている相手のもとへ娘を嫁がせるわけがありません。会って話を聞いてもらおうとしても、両親は会ってくれません。家の前で帰りを待っていても、私には目もくれず家へ入っていきます。電話をしても代わってくれません。渡してもらった手紙も、きっと読んでいないでしょう。結衣が幾度となく、二人の結婚を認めてくれるよう頼んでもダメでした。ここまで、四年の歳月が過ぎていきました。が、最終的にはご両親も根負けしたのか、ついに結婚を許してくれました。

結婚をして半年ぐらいで、体外受精の治療を始めました。自然妊娠のできない自分にとっては、体外受精しか方法はありません。病院はすぐに決まりました。諏訪マタニティークリニックです。睾丸を切開して精子を探す方法での治療でしたが、見つかっても奇形精子ばかりで、運動率もほぼゼロに近かったです。[★1] 一回でダメでも、二、三回とすれば妊娠できるだろうと試みましたが、なかなか妊娠に至りません。足も失い、子どもも授からない。この時ほど、自分の運命を呪ったことはありませんでした。

こうのとり相談室でいろいろと相談した結果、実父からの提供精子による体外受精治療に切り替える決断をしました。二人が一番望んでいることは、子どもを育てて子どものいる人生を送るということ。

しかし当初、結衣からの抵抗は、やはりありました。いくら彼女自身の遺伝子が受け継がれても、所詮は私の父親の精子。もしも子を授かったとしたら、父は孫ではなく自分の子どもという感覚で、複雑な気持ちにならないか。孫として愛を持って育ててくれるか。結衣も、私との子どもとして愛を捧げられるか。自分もいざこざが起きた時に、自分の子どもではないからといった気持ちにならないか。不安をなくすために夫婦で、そして両親も入れて何度も何度も話し合いました。そして、子どもを心から愛し育てていけるという結論に至ることができ、皆で誓い合いました。

ついに、その時が来ました。父から提供された精子による治療に切り替えての一回目の判定日、神様が二人の子どもを授けてくださったのです。先生から妊娠していることを告げられたとき、私も結衣も茫然《ぼうぜん》とし、先生に向かって「えっ？」と聞き返していました。もう一度先生から「妊娠してますよ」と言ってもらい、我に返りました。

妻との出会いから一〇年、家族が増える、私は父親になれる……。

結衣さん・妻・三二歳

夫は二三歳の夏、バイク事故で受傷。脊髄損傷となり、車椅子生活を余儀なくされました。それは二人が付き合うようになって、まだ半年しか経ってない頃でした。

医師に呼ばれ、もう自分の足で立つことができないと告げられたとき、夫は先生に「子どもはできますか？」と、そんな状況にもかかわらず、聞いていたのをはっきり覚えています。先生の答えは、「手段はあるから大丈夫。心配いらない」とのことでした。私は子どもが大好きで、好きな人と結婚して、子どもを産み、家族で笑って過ごすのを幼い頃から夢見ていました。彼も、同じ気持ちだったのでしょう。

それから夫はひたすらリハビリに励み、最短の四か月で退院。今までしていた仕事はもうできないからと、専門学校へ通い資格をとり、仕事を決めるなど、何もかも順調に進んでいました。一方で私の心は、がんばっている彼の側にいてあげたい気持ちと、交際を強く反対する実父の間で苦しんでいました。顔を合わせれば言い争いとなり、どんどん私と実父との関係は険悪なものとなっていきました。

気がつくと、四年という年月が流れていました。全身全霊何度説得にあたっても、話は平行線をたどるばかり……しかも二九歳という自分の年齢……二人は別れるか、それとも親と縁を切ってでも一緒になる道を選ぶのか、どちらかに決めろと自分に迫りました。私は、家を出て行くための手はずを整え始めました。そんな矢先、急な家族会議がもたれ、皆の意見を聞くと実父は、「(結婚を)認める……」と一言いったのです。半年後、めでたく結婚式を挙げました。

すぐにでも子どもが欲しい私たちに、諏訪マタを教えてくれたのは、夫の知人たちです。皆「すぐに妊娠した」と言うではありませんか。早速諏訪マタの治療説明会に参加し、吉川先生の熱心な説明に、私たちは即座に治療をお願いすることにしました。

第一回目、初めての顕微授精。精子の状態が悪く量も少なく奇形も多い、受精卵のグレードもとても低いと言われました。だけど、きっと大丈夫と言いきかせ、何度も祈り、判定日を迎えました。吉川先生の「妊娠していませんでした」の一言に大きなショックを受け、帰りの車の中では涙が自然と頬をつたわりました。私よりきっと夫のほうが辛いはずと、どうにか気持ちを切り替えて、「まぁ～しょうがない！　まだ一回目！　次がんばろう!!」と励まし合いながら帰りました。

それから二回…三回…六回…と、回数を重ねるも、なかなか妊娠には至らず、本当に子どもを授かれるのだろうか？　という不安に襲われていました。しかも、治療のたびに、精子がとれなくなっていく。一度夫婦でカウンセリングを受けてみようと、こうのとり相談室を訪れました。カウンセラーの渡辺さん、その他に看護師の方と培養士の方が対応くださいました。

その日、私たち夫婦が聞きたかったのは、このまま治療を続けて、もしも授からなかった場合に、最終手段として、ＡＩＤあるいは親族を提供者とした体外受精を考えるかです。この頃は、精子の提供をしてもらうのであれば親族よりも、まったく知らない他人のほうが、変な感情ももたず、皆が幸せに暮らせるんじゃないかと考えていました。もちろん二人の子どもを諦めたわけではなく、それゆえ「最終手段」という言葉をよく使っていました。まだ数年は、ありえない話とも思っていましたし。

相談室では、ＡＩＤと親族などを提供者とした体外受精での治療――それぞれについての情報提供をしてもらいました。そして最後に渡辺さんが一言。「夫婦で、何の時間を大切にするかだと思います。このまま今の治療を納得のいくまで続け、夫婦の子どもを望むのもよし。方向転換して、夫婦の間の血の繋がりはないけれど子どもを授かって、家族の時間を大切にするのもよし」

と。

その日のうちに、夫の両親にすべてを打ち明けました。当初私は、義父からの精子提供に抵抗がありました。義父からの精子提供、すなわち義父と私との子というふうにしか考えられなかったからです。ところが、四人でオープンに話し合えたことで、授かった子の親は私たちしかいない、義父義母にとっては孫なのだと思えたのです。

最後にもう一度だけ、夫婦間での体外受精にトライしました。奇跡を祈ったものの、精子は採れず治療に至りませんでした。精子の前段階の細胞（精子細胞）すら発見できませんでした。

義父から精子提供を受けると、一回目の治療で妊娠することができました。多くの人たちの助けを借りて、授かることができた命。生まれてくる子には、二人のありたけの愛情を注ぐつもりです。そして、子どもの成長を見ながら、親としての喜びも味わいたい。笑顔の絶えない家庭をつくり上げていく、これからの時間を大切にしたい、といま心から願っています。

魔法のような言葉……悔いのない三年間

林　直人さん・原因不明無精子症・四八歳
【妻】尚子・四一歳【提供者】実兄・五一歳【現在】治療終焉

検査会社の通知

私には、身体的欠陥が潜んでいました。それは結婚して早々に宣告された無精子症という疾患でした。あの日のことは決して忘れません。年齢的なことがあり、早めに子どもが欲しいと考えていた私は、自分の精子に問題がないことを確認するために、検査会社に検体《けんたい》を郵送し検査結果を待っていました。軽い気持ちで検査したはずなのに、メールで送られてきた検査結果をみるのが怖く、祈りながら開きました。はじめは何が書いてあるのか理解できず、何度か見直して精子が認められなかった、ということを理解しました。

そんなはずない、検査自体に何か問題があったのではないのか、検体を取り違えたのかも。何かの間違いだ、間違いであってくれ、信じられない、信じたくない。妻になんと言えばいいのか、これから自分はどうなるのか、心拍数が上がり息苦しくなり、妻が帰ってくるのがとても怖くなりました。妻が帰宅し告白、号泣、それから眠れない日々が続きました。

私は卑屈《ひくつ》になり、自分の存在価値・生きていることの意味がわからなくなりました。働きアリのように社会の歯車として懸命に働き、命尽きるまで生きたらそれで終わる。次世代に繋ぐものはない。そもそも世の中は不平等にできている。神のきまぐれ。持って生まれた、自分の運命・不平等を嘆いても仕方ない。それが世の中なのだから、受け入れて生きていくしかないと、ネガティブなものの考え方になっていました。そして妻を道連れにすることが申し訳なく、罪悪感に苛《さいな》まれました。離婚も提案したことがありました。私以上に辛かったと思いますが、妻は私を受け入れ、共に生きていくことを選んでくれました。

医師として患者として

不妊症の約半分は男性側に問題があるのに、他人事と高《たか》を括《くく》っていました。まさか自分の身に起きるとは、夢にも思っていませんでした。その頃、私は医師でありながら、男性不妊症に関してはよく知りませんでした。

無精子症は一〇〇人に一人存在するとされていますが、一体どれだけの男性がそれを知っているでしょうか？　無精子症のうち閉塞性無精子症（Obstructive Azoospermia：OA）が一五〜二〇パーセント、非閉塞性無精子症（Non-Obstructive Azoospermia：NOA）が八〇〜八五パーセント、ＯＡであれば高率に精子を回収できますが、ＮＯＡでは確率は低くなります。原因も多々あり、無精子症と言っても様々です。ＯＡであってほしいと期待しましたが、残念ながら私はＮＯＡでした。

それでも何か突破口はないか？　少しでも改善できることはないか？　良かれと思うことは何でもやり、半年先のＴＥＳＥを待ちました。確率は低くとも奇跡を信じて検査に望みましたが、結果はまたしても確率の高いほうへ、つまり精子回収できませんでした。

私の場合は染色体・遺伝子ともに異常なく、先天的（原因不明）なものでした。医師という職業柄、感染症、薬剤、放射線被曝《ひばく》など何か後天的な原因があったのではないかと考えていましたが、先天的なものであればどうすることもできないものであり、ようやく諦めがつき、初めて自分を許すことができました。

この時点で、私たちの選択肢は三つになりました。夫婦二人だけの人生を歩む、ＡＩＤに臨む、特別養子縁組をあたるです。

私はできれば妻の子どもを育てたいと考え、ＡＩＤに関心を持ちましたが、ＡＩＤに関しての成功率の低さ、ドナーが不足しておりいつ実施できるかわからないこと、子どもの出自を知る権利に問題があることなどから決断できず、ただ時間だけが過ぎていきました。

そんな中で、諏訪マタニティークリニックから発表された実父からの精子提供及び体外受精の記事をみて、その成功率の高さ（図１）と、自分と同じルーツ（遺伝子）を共にできる喜びと安心感、子どもの出自を知る権利にもしっかり対応できることなど、諦めかけていた希望に再度灯りがともりました。

しかし、私の父は高齢でがん治療の影響もあり、精子提供者としては極めて難しい状況でした。残された唯一の可能性は、兄からの精子提供でした。当初、私は兄からの精子提供は無理だろうと考えていました。義姉の同意が得にくい、と思ったからです。迷った末に、ほんの少しでも違和感があれば決して無理はしないでくださいと断りを入れ、兄に相談しました。兄からの返事は早く、義姉の了解も取り付け、精子提供に協力してくれるとのことでした。ただ感謝の一言に尽きます。

特殊生殖医療のステージへ

日本は残念ながら、弱者やマイノリティーに対して冷たい国のように思います。生殖医療の分野にしても技術があ

図1　胚移植周期あたりの妊娠率と妊娠の転帰（1996年8月〜2023年6月）

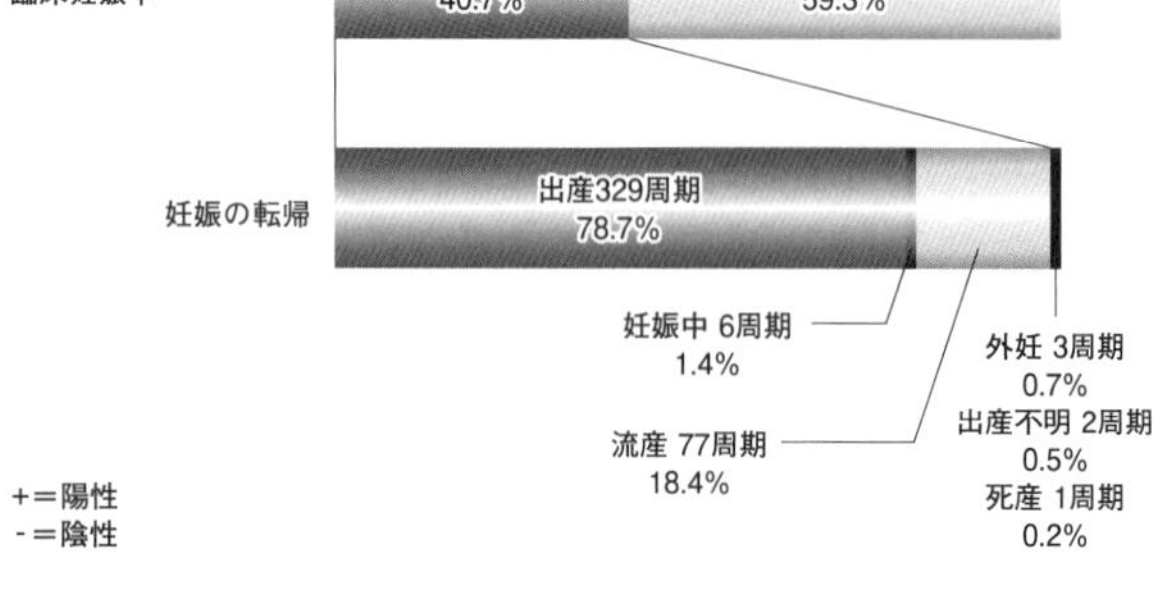

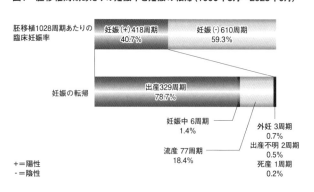

るのに、弱者を受け入れてくれません。多くの方が海外に治療を求めている事実が、それを暗に証明しています。

実は私も、諏訪マタに行く前、海外での治療や国内の他施設での提供精子による体外受精を検討していました。前者はある事情から諦めざるをえなくなり、後者については倫理委員会の会議にかけて了承されれば可能との話でした。しかし、早くても一年以上かかると言われており、このこと自体、スタートラインはかなり先ですよ、どうしますか？　やめておきますか？と私たちに考え直しなさいと諭《さと》しているかのようでした。

ところが、諏訪マタの対応は違っていました。相談のメールを送ったところ、すぐにカウンセラーの渡辺さんからお電話をいただきました。そして、このように言っていただけたのです。

「クリニックとしてサポートさせてもらうためにも、まずお兄さん夫婦、あなた方夫婦の四人でよく考えてほしい。揺るぎない信頼関係を築いてほしい。課されるハードルを一つひとつ乗り越えた先に、特殊生殖医療のステージがあり、そこまでたどり着いてほしい」と。

この疾患を知ってから初めて、心のこもった対応をしてもらえたことに、とても感謝しました。

第一回目の面談で諏訪マタを受診しました。渡辺さんをはじめとしたスタッフの方たちにお会いし、身内以外の人にはじめて胸の内を語りました。これまで秘密にして固く封印してきたものを解き放ち、涙とともにすべて吐き出しました。聞いていただけたことで何かが吹っ切れ、これから前に向かって生きていこうという気持ちになれた気がしました。そしてまた、兄と義姉の存在の大きさを実感しました。二人がいなければ、このこと自体なかったことです。兄弟を産んでくれた両親にも感謝しました。

第二回目の面談では、尊敬する根津先生にお会いすることができるのが、患者として医師として楽しみでした。根津先生には、「無精子症という疾患を、ある確率で誰かに受け入れてもらわないといけないとした時に、神様がこの人たちならその問題を乗り越えていってくれるのではないかと考えて、あなたたちを選んだ。そう考えてみられてはどうでしょうか」と言っていただきました。

世の中には、多くの疾患・障害があります。実は皆、なんらかの障害を抱えて生きていると言っても過言ではありません。また現在は現れていなくとも、いずれ自分たちの身に起き得るものもあるわけです。そうであれば、根津先生のおっしゃる通り、たまたま無精子症が自分たちの担当疾患であったのかもしれません。卑屈になっていた、私への魔法のような言葉でした。その後、最終面談もクリアし治療開始となり、それからは生命の誕生ということが、いかに奇跡的なことであるのかをあらためて考えさせられました。

治療が始まると、私にできることはあまりなく、ただ可能なかぎり共に受診し、注射の痛み、薬の副作用に耐える妻に寄り添い、共に泣きました。

私たちは三年で、この治療にピリオドを打つことになりました。始まりからずっと支えてくれた兄や義姉には、本当に心から感謝しています。そして諏訪マタの皆さんにも、「結果はどうであれ、やることがあるのなら、やらないまま後悔したくはない」という思いで始めた私たちに、挑戦する機会を与えていただき感謝しています。

できなかった精子の保存

松本雅美さん・妻・三八歳

【患者】修治・急性骨髄性白血病・三九歳

【提供者】実父・六九歳【現在】二子

結婚して四年くらい経って、二人で不妊症治療専門の病院へ行きました。その時に初めて夫の無精子症を告げられました。原因は彼が二〇代の頃に患った、がんの治療です。治療の影響で妊娠は難しいと結婚前に知らされながら、よく理解していませんでした。二人とも可能性はゼロでないと思っていたので、この時はショックでした。

しばらくの間、人と会うのも辛いほど絶望的な日々を送りました。がん治療を受ける前に精子を保存していれば……なんで、あの時保存しておかなかったのか、戻れない過去を恨めしく思ったことさえありました。

そんなとき、海外に住む友人から、養子の話を聞きました。あちらでは、クラスに一、二人、親とは国籍や人種の異なる子がいる、養子を迎える人が多いということを知りました。私は、このことから血の繋がりはなくとも、親子の絆はつくれると感じました。言ってみれば〝魂の絆〟でしょうか。それから、自分たちが考えていなかった違う形での、子どもの持ち方について相談を繰り返しました。そして、精子を提供してもらい出産するという方法にたどり着いたのです。

当初は、夫の兄を提供者として考えていました。希望が見え始め、気持ちが高揚する反面、自分たちがやろうとしていることは罪なことではないか、子どもにも苦しい思いをさせることになるかもしれない。夫婦で楽しく生活するべきではないかなど悩みました。

義兄ともよく話し合いを重ねた末、このプランには協力はできないとの返事をもらい、一旦は諦めようと思いました。それでも、諦められない気持ちが勝り、高齢ではありましたが、夫の父に相談することとなりました。義父は、息子からの衝撃的な告白を黙って聞いてくれました。聞き終わると小声で「俺の出番だな」と言い、了承してくれました。

修治さん・患者・三九歳

私は二〇代の時、「急性骨髄性《こつずいせい》白血病」で余命六か月の宣告を受けました。次の正月を迎えることすら、できないかもしれない。「死」を常に意識する日々を過ごしました。放射線に抗がん剤、辛い治療の中で精子保存★2を考える余裕などまったくなく、またそうした説明もありませんでした。幸いに骨髄移植で、一命を取り留めることができたのです。

妻とは学生の頃からの付き合いでした。彼女の幸せを考えると、このまま一緒にいるべきではないと婚約を解消しました。その後再発もなく五年を経過した頃、結婚を申し込みました。

結婚して四年余り、夫婦での楽しい生活を送っていました。唯一子どもに恵まれないのが残念で、産婦人科で受けた検査で精子がないことを知らされました。その後、様々な代替医療を行って精子の復活・回復に努めましたが、成果はありませんでした。夫婦でどのくらい話し合ったでしょうか。その中で、諏訪マタニティークリニックのことを知りました。

すがる思いで、妻がクリニックにメールを出しました。私は実兄に、そして実父に精子の提供をお願いしました。少しずつ可能性が見え始め、ついにクリニックでの治療が決まったとき、胸がいっぱいになる思いでした。治療の甲斐あって妻は妊娠し、そして子どもが生まれました。

その後、第二子を授かる治療を受けました。子の成長に目を細めながら、家族の素晴らしさを感じている毎日です。普段、なかなか面と向かって言えませんが、妻には最大の「ありがとう」を伝えたいです。

多発性脱毛症を克服するまで

小野良平さん・原因不明無精子症・三六歳
【妻】愛子・三二歳【提供者】実父・六九歳【現在】一子

諏訪マタニティークリニックでの第一面談に臨んだときのことです。まず私が相談室に入りました。

この時の私は、妻の愛子や両親に支えられて普通の日常を送ってはいたものの、無精子症である自分を責める気持ちを心に抱えたままでした。普段は自分の気持ちを押し殺し、また気丈に振舞っていました。

面談中、カウンセラーの渡辺さんはそんな私の心の内に気付き、優しい言葉をかけてくださいました。

「あなたは好きで無精子症になったわけじゃないでしょう。ならば、あなたのせいではないじゃない」と言われた時には、思わず涙を見せてしまいました。いつも〝自分のせいで……〟と責め続けていた気持ちがふっとほぐれたのです。

無精子症と診断されてから私は、自分の思いを他人に話したことはありませんでした。妻や両親に、これ以上心配をかけたくありませんでしたから。ところが、このときは自分の本当の気持ち、家族への想いを素直に口にすることができました。渡辺さんの一言で、救われた思いでした。「好きでなったわけじゃない。無精子症はあなたのせいじゃない」。この言葉を私は一生忘れません。

そして、面談が終わったところで、渡辺さんは私の円形脱毛症の心配をしてくださいました。

「それは、いつから？」

「無精子症と告げられた時から、一気に始まりました」

「お薬塗っていても、あまり効果がないでしょう。原因があってその状態だから、悩みが解決できなければね」
そう言うと渡辺さんは、こんな提案をされました。「毎日何気ない内容でいいので、私とメールのやりとりをしましょう。私も必ず返事をしますから、とにかく私と繋がる。約束できますか？」。大小合わせて一四か所もある脱毛が、渡辺さんとのメールのやりとりで何が変わるのだろうと半信半疑でしたが、とにかく渡辺さんを信じることにしました。

一年前の暗い日々

結婚して三年ほど経っても、私たちは子どもに恵まれませんでした。周囲は結婚してすぐ子どもを授かり、「あなたのところはまだ？」などと声をかけられることもしばしば。この状況をなんとか変えようと、最初に妻が近所の産婦人科へ行きました。様々な検査を行いましたが異常はなく、担当医から一度夫である私にも、病院で精液検査を受けるよう促す話がありました。

私たち夫婦としても、不妊についていろいろ調べてはいたのです。その中には男性不妊症についての情報もあり、精子が少ないケースや精子がまったくない無精子症などがありました。「愛子に異常がないということは、もしかしたら自分に原因があるのではないか……」。不安に思うとともに、どんな結果でも受け入れる覚悟はしていたつもりでしたが、まさか自分に無精子症の可能性があるとは思ってもいませんでした。

検査が行われたその日、診察室に呼ばれ担当医から、「精子がまったくない」と告げられた時はショックのあまり頭が真っ白です。さらに「当院ではこれ以上何もできない」とも言われてしまいました。

困惑しながらも紹介状を書いてもらい、別の病院でMD－TESEを受けることにしました。「精子が見つからなかったのは、ただのアクシデント。手術すればきっと見つかる」と、この時はまだ自分の中に根拠のない自信や希望がありました。いま思えば、男としてのプライドがあったのだと思います。しかし、手術日が近づくにつれ、「もしも精子がなかった時は、愛子に何て言えばいいのか。両親にはどうやって伝えよう。自分には一生子どもができないのではないか」など不安が膨らんでいきました。そんな私の姿を間近で見ていた妻は、「大丈夫。心配ないよ」と寄り添ってくれ、私も彼女に心配をかけないよう気丈に振舞って見せていました。

そして精液検査から3か月後の手術当日。朝早くにかかってきた両親の電話にも勇気をもらい、手術に臨みました。しかし術後、医師から「精子はなく精母細胞すら見つからなかった」と告げられた私は、言葉を失いました。隣で聞いていた妻は、その場で静かに泣きました。私たち夫婦は、今までにない絶望感を味わっていました。

心配する両親に電話で結果を知らせました。落胆している様子でしたが、「二人で幸せに暮らす道もいいじゃないか」と慰めの言葉をかけてくれました。それから家に帰るまで何を考えていたのか、何を話したのか覚えていません。家に着くと、現実から逃げるように大量にお酒を飲みました。今までに一度も妻の前で泣いたことのない私ですが、この時ばかりは声を上げ泣きました。

「なぜ自分だけが、こんな体になってしまったのか?」

「愛子に申し訳ない」

「両親たちにも孫の顔を見せてあげられないし、義理の両親はこんな自分のことをどう思うだろう?」

「生きている価値はあるのか?」

無精子症と診断されてからの私は、気持ちも荒れ、生活は一変しました。仕事から家に帰ると、大量にお酒を飲むようにもなりました。

家庭での会話はどことなくぎこちなく不自然になり、子どもについての会話は一切なくなりました。友人との付き合いも減り、もともと仲が良かった両方の両親とも距離を置くようになりました。自分が生きている意味すらわからなくなり、自殺を考えました。離婚の覚悟もありました。誰にも心配や迷惑をかけない方法を考える日々が続いていました。

しかし、妻はそんな私に寄り添い、明るく接してくれ、離婚話を切り出した時も「私は絶対に離婚しない。好きで一緒にいるのに、なんで離婚しなくちゃいけないの」と言ってくれました。

皆の優しさや気遣いを素直に受け入れられず、当時の私は自分を責め続け、暗い日々を送っていました。

しばらくして私は、多発型の円形脱毛症を発症しました。始めは一か所の脱毛が見つかっただけでしたが、日に日に数が増え、一～五センチメートルほどの円形脱毛が一四か所も出来てしまいました。皮膚科の先生には、「何かストレスや悩みがあるんじゃない？」と聞かれましたが、無精子症で悩んでいるなどと言えるはずもなく、状態は悪化していくばかり。身も心もくたくたでした。

そんな状態だっただけに、妻から諏訪マタニティークリニックについて聞かされた時も、「また子どもの話か……」と、彼女の話を聞き流していました。もう子どもの話なんて意味はない。そう考えていたのです。

ある日、私の姉夫婦と食事をする機会がありました。姉夫婦の双子の子どもは、私たちにとても懐いてくれています。

姉が私と二人きりになった時に、ＡＩＤの話をしてきました。「もし他人からの精子提供で子どもを授かったとしても、考え方次第でその子は自分の子どもになるんじゃない？」。もう私には、自分と血の繋がった子どもを望むことはできません。しかし、子どもを育てることならできるとの思いは捨てきれずにいました。他の人の力を借りることで妻との間に子どもを授かることができ、私がその子に愛情を注げば、普通の家族となんら変わりない家庭を築くことができる。姉の言葉でそう気づかされ、ＴＥＳＥの手術以降初めて少しだけ前を向くことができたのです。

妻にあらためて、諏訪マタの治療について説明してもらいました。自分の父親に協力してもらわなければならない話であることがわかると、両方の両親を交え六人で話し合う場も設けました。まだ子どもを諦めていないという私たちの決意を話すと、双方の親が「協力するから、二人の思うようにやってみなさい」と言ってくれました。こうして諏訪マタの門を叩くことができたのです。

無精子症でよかった

渡辺さんとの一回目のメールは、面談から戻ったその日の晩に、お礼を兼ねて出しました。二回目からは自分の趣味のバイクや、好きなテレビ番組についても書くようになりました。こんなことまで書いてよいものかと最初こそ戸惑いましたが、慣れてしまえば日課のようなもので、今日はこんなメールをしたなどと妻と夕食を食べながら話すようにさえなりました。

何気ない日常会話のやりとりで、私の気持ちに大きな変化がもたらされました。無精子症がわかり脱毛を経験してからは、すべてに悲観的でマイナス思考でしたが、渡辺さんの「あなたのせいじゃない」という言葉のおかげで、気分が明るくなり妻や両親とも笑顔で接することができるようになりました。疎遠になっていた友人たちとの付き合いも、少しずつ以前に戻っていきました。仕事や日常生活も楽しくなり、新しい資格を取ったりもしました。今までなんで悩んでいたんだろう？　と思ってしまうぐらい気持ちが前を向いたのです。自分でもこんな気持ちの変化に大変驚きました。すると、なんと抜けていた髪が少しずつ生えてきたのです。

皮膚科の先生に「結構生えてきたね」と言われたので、「カウンセリングを受けているんです」と話しましたが、あまり気に留める様子もなく、「ふーん、そうなんだぁ」と言われました。皮膚科では塗り薬と注射をしていました。薬も確かに必要だったかもしれません。けれど、心のケアなくして、ここまでの回復はなかったのではないでしょうか。

それからは脱毛もさらに改善し、帽子が必要なくなるまでになりました。ちょうどそんなときに、妻の父から食事に誘われました。無精子症が発覚する前は、彼女の両親ともよく一緒にご飯を食べたりしていたのですが、無精子症がわかってからは、申し訳なさもあり連絡を取らなくなっていました。妻の両親も、私に気を遣っているようでした。

しかし、その日は以前のように、義父と心を通わせ本音を話すことができました。食事が進む中、義父が突然「良平君、今まで辛いことがたくさんあって大変だと思うけど、もし治療がうまくいって赤ちゃんが生まれたら、父親になれて本当によかったと思うよ。精子はお父さんから提供を受けたものかもしれないけれど、生まれて一歳ぐらいになった時に〝お父さん〟と呼ばれる君が、子どもの正真正銘本当のお父さんなんだから。いろいろ大変かもしれんけど、応援しとるよ。孫ができたらかわいがるぞ」と話してくれました。義父の本心を知ることができたことがうれしく、その場で義父と一緒に泣いてしまいました。もし、諏訪マタに出会っていなければ、渡辺さんに自分の心を解きほぐしてもらわなければ、義父とこんな話をすることもできなかったと思いました。

私は義父とこのような時間を持てたことがうれしく、その日の夜に、「渡辺さんのおかげで義父との関係も以前よりよくなった」と報告しました。すると渡辺さんから、「変われたのはあなたの力です」と返信がありました。

私は、自分の気持ちが前向きに変われば、辛く悲しかった出来事も乗り越えていける。そして自分にはその力がある。そう気づくことができました。

前に面談の中で渡辺さんが、「無精子症になったことにはきっと意味があって、無精子症になった人たちの中には〝無精子症になってよかった〟と言う人たちが多くいるのよ」と話してくれたことがありました。その時の私には、まだこの言葉の意味を理解できていませんでした。今なら、わかるような気がします。妻も、「うちは元々家族の仲はよかったけど、無精子症がわかってから前よりももっと家族の仲が良くなったよね」とよく言っています。私と同じことを感じているようです。世の中には、自分勝手な理由で絶縁してしまう夫婦も少なくないのに、私たちは家族の絆を深められている、本当に幸せな夫婦・家族関係を築けていると実感しています。

治療が始まり、一回目の胚移植で妻が妊娠しました。その間わずか三か月の出来事で、夢のようでした。

私の頭髪は、多発型の円形脱毛症を発症してから一年で完治の一歩手前まで来ました。多発型の円形脱毛症は完治しにくいと言われており、信じられない思いです。

一〇か月間で五〇〇通にのぼる渡辺さんとのやりとり、その最後のメールにはこれまでのお礼と、無事出産の報告を待っていてくださいと書きました。渡辺さんとの繋がりは、とても貴重な体験でした。

愛子さん・妻・三二歳

初めて諏訪マタを訪れた日、先に相談室に入った夫を待っている間、「いったい何を聞かれるのだろう」と私はそればかりを気にしていました。面談を終えた夫が私を呼びにきた時、夫は赤い目をしていました。

相談室に入ると、渡辺さんから「今のご主人の姿を見てどう思いましたか?」と聞かれました。私はどう答えてよいかわかりませんでした。そして、夫が無精子症という事実に負い目を感じ、今も心に傷を負っていることを聞かされたのです。普段優しくて強く、人前で涙など滅多に見せない彼の涙に、事の重大さを感じました。十分夫の力になれていなかった自分を恥ずかしく思いました。

面談を終えた待合室で、夫と話をしました。どんなことを聞かれたか、どんなふうに答えたか。ほんの少しの時間でしたが、話していく中で二人の気持ちが同じ方向を向いているのがわかり、ほっとしました。相談室では言葉に詰まりうまく話せませんでしたが、これからは夫を支え、二人でこの壁を乗り越えていけるようにしたいとの思いを強くしました。

夫は、面談で自分の想いを渡辺さんたちに話せたせいか、晴々とした感じでした。私も、面談の結果こそ気にはなりましたが、ダメならそれで仕方ないと妙に清々しい気持ちになれました。この面談がなければ私は、彼が心の奥底に抱えた〝負い目〟に気づけず、お互いを本当に理解し合う関係を築けなかったのではないかと思ったからです。

幸いに第一面談を通過させてもらった私たちは、第二面談で根津先生と吉川先生との面談に臨みました。やはりとても緊張したのですが、印象深い体験となりました。

いざ根津先生とお会いすると、先生はとても優しくて、気さくにお話しできる方でした。先生は最初夫に、「無精子症とわかってどう思った?」と尋ねられました。「家族に申し訳なかった。死のうと思いました」との言葉に、先生は「私はこれまで無精子症の方の立場になったつもりで、精一杯その気持ちを想像してみたけれど、やはり無理でした。でも困っている目の前の患者さんをどうにかして救いたいという思いがあり、周りから批判されても己の信じるところを行ってきたのです」と力強く話してくださいました。その後もいろいろお話しくださり、最後に「これから先、私にできるのは祈ることだけ。八割の方はお子さんを授かることができると思っていただいていいので、そのように私からも神様にお願いしておきます」と笑顔で言ってくださった時、とても温かい気持ちになりました。

吉川先生には、「普通の夫婦のように、ただ子どもが欲しいと思うような気持ちでは困ります。この治療で生まれてくる子を守れるのは、親となるあなたたち二人しかいません。生まれてくる子どもをしっかりと守れる親になってください。子どもが好き、子どもが欲しいだけではダメなんです。このことを忘れないでください」と言われ、夫はじっと耳を傾けていました。後で聞くと、吉川先生の言葉がとても心に響いたようです。

面談やカウンセリングを行っていただくたびに、その表情は明るくなり、無精子症が発覚する以前の夫に戻っていきました。また、両親にも面談でのこと、渡辺さんから受けているカウンセリングの内容について、夫はよく話すようになりました。

それは、「息子をこんな体に産んでしまって」と自分を責める母を心配してのものでした。義母は私に対しても、「私がはじめに愛子さんに病院へ行きなさいと言ったばっかりに辛い思いをさせたわね。ごめんなさいね」とひどく気にしていました。私は、「お義母さんに背中を押してもらえたことで、早く無精子症に気付くことができたと思う。お義母さんの言葉には本当に感謝している」と伝えました。夫も、「無精子症は誰のせいでもないよ。悲しいことではあったけど、無精子症のおかげで、夫婦や家族で率直に話し合うことができた。無精子症でよかったとも思っている」と告げたのです。

私たちは諏訪マタと出会い治療を受けることができ、そして子どもを授かることができました。さらに完治は難しいと言われていた、あのひどかった脱毛症もほぼ治りました。初めて諏訪マタを訪れてから一年弱、私たちの人生は大きく変わりました。

これまで悲しく辛い時間もありましたが、無精子症でなければ家族で本音をぶつける機会はなく、お互いを思いやる気持ちもここまで深くならなかっただろうと思います。無精子症のおかげで、家族の深い絆を築くことができたのだと言えるようになりました。

この先いろんなことが私たち家族にも起きることでしょう。時には思わぬ試練にも晒《さら》されるかもしれません。しかしそうした時には、義父がいつも言っている、「家族が助け合って同じ方を向いていれば、何があっても家族は離れないし、乗り越えられる。心配ないから」という言葉を胸に、家族の支えとなっていくつもりです。

★1　脊髄損傷患者の造精機能障害

男性脊髄損傷患者では多くの症例で射精障害や造精機能障害などの合併症を伴う。そのため男性不妊症外来を訪れる患者は少なくない。

脊髄損傷患者の精液所見では、精子運動率の低下、精子生存率の低下、精液中の白血球の出現、DNA断片化率の上昇が指摘されている。原因は明確にされてはいないが、精液の炎症が関係しているという報告がある。また、脊髄損傷での神経伝達障害に伴う副生殖腺の機能障害も精液所見の悪化に影響しているものと考えられる。

脊髄損傷患者では、たとえ射精が誘発できたとしても、こうした精液の質の悪さが、低い妊娠率に寄与していると推測される。現在では、TESE手術により精子を獲得し、ICSIを行うことで挙児が不可能でなくなってきている。また、脊髄損傷では受傷からの時間が経てば経つほど挙児の期待（可能性）は下がっていくとの報告もあり、脊髄損傷受傷後早期にTESE手術を行い、精子凍結をすることも推奨されている。

（参考）Iwahata T, Shin T, Shimomura Y, Suzuki K, Kobayashi T, Miyata A, Kobori Y, Soh S, Okada H. Testicular sperm extraction for patients with spinal cord injury-related anejaculation: A single-center experience. International Journal of Urology. 2016 Dec;23(12):1024-7.
京野アートクリニック高輪「保険診療で正しい男性不妊治療を」「病気のはなし③──脊髄損傷があった場合の、男性の不妊症対策〈その1〉〈その2〉」 https://ivf-kyono.com/column/post-6681

★２　がん治療前の精子凍結保存

化学療法や放射線治療後の約二年間は染色体異常や遺伝子異常の割合が増加すると言われ、近頃は治療開始前の精子凍結が行われるようになった。

凍結保存は射出精子で行うが、①小児期で精通《せいつう》のない患者の場合、②治療を早急に開始する必要がある場合、③射出精子に精子を認めない（無精子症）場合などでは課題がある。

①の「小児期で精通のない患者の場合」であるが、ＴＥＳＥを実施し精子が得られれば凍結保存する。その可能性がない場合には、精巣組織や精巣細胞を凍結保存、培養技術などで精子を作り出すことになる。研究段階の方法である。

小児がんでは、精通の有無、マスターベーションで射精ができるか否かが将来の妊孕性《にんようせい》（妊娠を可能にさせる力）温存の鍵を握る。思春期「前」の精巣には精祖（原）細胞しかないが、思春期の頃（およそ12、3歳）になると精母細胞が見られるようになり射精ができるようになる。精子形成ができているかいないかは年齢で単純に区切ることはできず、精子形成ができている〔精子形成ができていない〕⇩精通がある〔精通がない〕、が判断の基準になる。

（参考）ＮＰＯキャンサーネットサービス「小児がんと妊孕性～男の子編～」『もっと知ってほしい　がんと生活のこと』https://www.cancernet.jp/seikatsu/sexual/post1528/

柴原浩章編著『はじめての精子学』（中外医学社）

第2節　面談の意味

人生の転機となった面談

岩崎　孝さん・Y染色体微小欠失・三一歳
【妻】久美子・三五歳【提供者】実父・六一歳【現在】第二子

実父からの精子提供という治療についてメールで問い合わせをし、その後のこうのとり相談室の渡辺さんとの電話で「この治療は四人が一チームとして取り組みます。しっかりと四人で話し合って進んでください」と言われました。

私の父は単身赴任をしていたため、精子の提供については母を通して承諾を得て、課題も期限を決めてそれぞれに取り組んでそれを合わせて出してきました。四人で顔を合わせて話すことをさほど重要とは考えず、「夫婦二人での面談は二回あるから一回目が終わったら、その報告も兼ねて四人で話そう」と勝手に思っていました。

私は、諏訪マタニティークリニックに出会うまでに精子細胞による治療を行っていたのですが、そこでは機械的というか、ただの一患者扱いで、こちらが苦しい思いをしていることなど触れるようなこともなかったので、正直第一面談と言われても簡単な顔合わせ程度であろう、と冷めた感覚でいました。

そうして迎えた面談当日。「無精子症とわかったときは、どんな気持ちでしたか？」「これまでの精子細胞での治療中は、どんな気持ちでしたか？」など、これまで私たちが〝どんな思いをしてきたか〟について多くの質問がされました。今までの施設とギャップがあり過ぎて戸惑いを感じつつも、ここまで聞いてくれるのかと少しうれしい気持ちもありました。が、しかしこの後に事件が起きました。

「四人でお話ししてきたことについて聞かせてください」と問われ、私は咄嗟《とっさ》に「していません」と答えました。頭が真っ白になりながらも、こちら側の事情説明のような言い訳がましいことを付け加えました。それに対して渡辺さんから、「はじめての電話の時に『しっかりと四人で話し合って進んでください』とお伝えしたはずです。この面談を甘く考えてもらっては困ります。最初からこんなことでは、先が思いやられます」と、きっぱり言われてしまいました。その言葉を聞いた途端、私の中でそれまでずっと我慢して出さないようにしていた〝無精子症になってからの自分〟が噴き出しました。

「無精子症の辛さの、なにがあんたにわかるんだ⁉　これまでいくら頑張ってもできなくて、だから半日もかけてここに来たのに‼　四人で話してない？　そんなことくらいで、治療を受けられないなんてふざけるな！」と目の前のテーブルを拳で叩きました。

すぐに「あぁ、とんでもないことを言ってしまった。もうこれでおしまいだ」と思いましたが、とりあえず妻と二人で話すよう促され、隣室へ移動しました。「してこなければならないことをしてこなかった私たちが悪い。きちんと四人で話をして、もう一度面談をしてもらえないかお願いしようよ」そう妻に諫《いさ》められ、私はうなだれたまま再度相談室へ戻りました。

普段感情をあらわにするような性格ではありません。してしまったことの大きさにすっかり落ち込み顔も上げられない私に、渡辺さんは先ほどの厳しい口調とは打って変わって穏やかな声で、「まず孝さんが、あんなふうにご自分の正直な気持ちを口にできたことはよかったです」と言われました。さらに続けて、「お父さんと直接話をしていないということは、あなたの中に精子の提供を受けてでも父親になるという覚悟が、まだできていないからだと思うのですが違いますか？　そして協力していただくお父さんへの感謝も全然足りないと思います。

あなたたちと同じように、今までいろいろなことがあったけれども、当院でしかできない治療だと頼って来られる方々全員に、私たちはこの治療を受けて親になっていただきたいと思っているんです。だから、この面談期間を通してこの治療の意味をしっかりご夫婦・ご家族で考え、学んで、親になる準備をしていただいていますし、先ほどのようにこちらも厳しい態度で接しているんです」と言ってくださいました。

今なら、よくわかります。自分の可能性に賭けて行っていたそれまでの治療と、父親から精子を提供してもらって行う治療とでは意味が全然変わってきます。起こりうる問題が違ってくるということを、私は全然わかっていませんでした。妻が産めて夫である自分の因子に近い子を授かるというハッピーな〝結果〟ではなく、両親の協力を得て手にする我が子を本気で守り抜く覚悟を持てるかどうかの〝過程〟のほうがいかに大事かということを、私は甘く考えていました。渡辺さんはすべてお見通しだったのです。

面談を終えるとすぐ、病院の外から父に連絡をとりました。私たちが実家に着くころには父も赴任先から戻ってきてくれていて、全員が揃ったところで面談で起こったことすべてを両親に話しました。考えてみると、無精子症とわかったときも、その後精子細胞を使っての治療がうまくいかなかったときも四人で話をしたことはなく、このときが初めてでした。父からは「今回は仕方なかったが、次の面談はしっかりやってこい」と言ってもらい、母には「こうしてきちんと話してくれてうれしい」と泣かれました。

今まで何でも夫婦二人で抱えてきていたので、両親に打ち明けすべてをわかってもらったことで、ものすごくほっとしました。四人で話すことに、まさかこんな効果があるなんて思ってもいませんでした。だから四人で話してからでないとだめなのだ、まずは四人で本当の家族になることが大切なんだ、ということに気づくことができました。

そこからはもう一度課題に取り組み直し、必ず内容を四人でシェアしてから提出するようにしました。特別に第一面談をやり直していただき、その後は順調に進むことができました。それでも、最終の面談を終えるまでに一年九か月かかりました。あらためて振り返っても、あの第一面談は大きな人生の転機だったと感じています。

子どもをもたなくていい理由を言い連ねたのは

三浦雅行さん・原因不明無精子症・三七歳

【妻】恭子・三六歳【提供者】実父・六八歳【現在】第一子

「また、ここに戻って来られてよかった」

これは第一面談を終えた後の気持ちです。私たち夫婦は第一面談に至るまで一年半かかりました。その間に、多くのすれ違い、間違い、勘違いを重ねてきました。それは無精子症という闇の中で大切なことを見失っていたからです。

妻と出会い恋愛をして結婚し、子どもを授かり育て歳を重ねていく。それが自分の人生になるのだろう、平凡でもそれが幸せなのだろうと思っていました。思うように子を授からない私たちは近くの産婦人科に行き、まずは妻の血液検査等をしてそのあとで私の精液検査を行いました。数日後、勤め先から帰ったところ、妻は「検査結果が出たよ。大変……」と言いながら、精子がゼロの検査結果の用紙を私に見せたのです。

精子がゼロ、最悪の結果が現実になっていたのですが、「そうか、なかったか」と思うだけで不思議と驚きも悲しみもありませんでした。ですが、当たり前に平々凡々となっていくと思っていた自分の人生は、このときから当たり前ではなくなっていきました。

精子がゼロとわかったすぐ後に、「今できることに取り組み、早く結果を知りたい」と妻と話し合い、泌尿器科にかかりました。ＭＤ－ＴＥＳＥの手術当日は「これで精子が見つかって、治療に進むことができる。今日一日の辛抱だ、頑張ろう」とまだそんな前向きな気持ちでいました。しかし、術中聞こえてきた医師の「これは、厳しいかもしれない。反対側もやりましょう」という言葉を聞いたとき、初めて無精子症という現実を我が身に突き付けられました。

これを機にいろいろ考えるようになりました。

・ＡＩＤや第三者の精子での体外受精。子どもができても、それは自分の子ではない

・人として男として父として欠陥品であるまま、妻とともに子を育て、いろいろなことを隠しながら生きていくことになるのか？　それで本当にやっていけるのか？

・子どもを欲しい妻の気持ちに応えず治療をしないとしたら、子どものいない二人の人生は自分のせい

どんな選択をしたとしても不安ばかりでした。

結局私たちは、〝妻との血の繋がりがある〟という私の願い、〝私に近い遺伝子を持ち、病気などの情報がクリアになっている実父の精子を使えば妊娠出産できる〟という妻の願いをもとに、実父からの提供精子による体外受精を行うことになりました。しかし私はまだどこかで、これは自分のことではなく別の人の身に起こっている出来事のように感じていました。

夫として、できること？

妻が諏訪マタニティークリニックに連絡し、最初の課題に取りかかることになりました。私の両親も妻の両親も、「あなたたちの人生だから、悔いのないようにしなさい。私たちは支援を惜しまないよ」と言ってくれていました。自分では〝妻の望む将来に向けて家族も応援して

くれている。だからこの治療で子どもを持ちたいと思っている〟はずでした。当時の私は自分のことで精一杯で妻を思いやることもできず、妻は普段の生活や治療について考えを一切話さない私に不満を溜め、事あるごとに衝突する最悪な夫婦関係にありました。そして課題の相談のために私の実家に向かう途中で妻と喧嘩《けんか》になり、そのまま家に引き返してしまいました。

「このまま治療を進めても、自分は治療の輪の中にはおらず、血の繋がりのない子どもの父親になる自信がない。子どもを持たないで恭子と（これまで通り）暮らしていく道もある。けれどその選択は、自分が無精子症であること、そのために恭子との子どもを諦めた責めをひとり一生背負っていかなければならない。今の状態で一緒にいることは辛いから離婚してほしい。もう一人になって楽になりたい」と泣きながら初めて妻に本音を打ち明けました。

しかし妻は「もし子どもがいなかったとしても、私はあなたと一緒に暮らしていきたい。子どものことを理由に別れたいと言われても納得できない」と言ってくれました。恥ずかしながらこのときの私は、〝自分はここにいていいんだ〟という思いでほっとしていました。

しばらくして妻が、課題を出せない理由として、このときの出来事を諏訪マタに報告しました。相談室の渡辺さんから、「ご本人から直接連絡をいただきたいです。時期もお任せします」と返信がきました。ですがそれ以降、私たちは治療のことも、子どもに関する話も一切しなくなりました。

子どもの話をしなくなって四か月ほど経ったころ、妻から治療についての相談がありました。そこであらためて子どもが欲しいという妻の思いを聞き、「妻の願いをかなえてあげたい」と素直に思いました。今度こそ、自分の意思で治療に進むんだと決め、再度課題に取り組み諏訪マタに送りました。

ところが、「これまでの経過を踏まえれば、他のご夫婦と同じように面談の行程を進めることは難しいです。面談ということではなくて個別の時間を設けますので、やはり一度会ってお話ししましょう」と渡辺さんから返事が来ました。私は戸惑いました。

このときは、子どもを持つために妻の願いに沿った行動をした自分をほめたいとさえ思っていたので、「何でわざわざ渡辺さんに会いに行かなければいけないのか？」と思ったのです。しかし、とりあえず言われたとおりにすることにしました。渡辺さんの意図を夫婦で推し量ることはありませんでした。

こうして迎えた「事前相談」の日。私は「自分は無精子症である。この事実は変わらないので、子どもを持ちたいという妻の気持ちを叶えるために治療をしたい。自分が〝子どもを持たなくていい理由〟はたくさんある。だけど、妻の気持ちを尊重することこそ、夫として私ができることだと思う」というようなことを一時間以上も滔々《とうとう》と話しました。

「あなた自身としてはいかがなのでしょう？」。そう渡辺さんに問いかけられましたが、「妻が望むので」としか答えられませんでした。

帰り際に渡辺さんから、「今のままでは面談に進む準備ができていないと思います。ご夫婦でしっかりと話し合ってください。まずはそこからです」と言われたのですが、正直何がダメだったのか理解できませんでした。

「今のあなたなら大丈夫」

数日後、二冊の冊子と渡辺さんからの手紙が届きました。冊子は、面談が次の段階に進んだときに読むことになっていたものです。それを今の段階で特別に読ませてもらうことになりました。冊子を読むことと同時に、私たちが今すべきことは何か二人で本気で考えました。

言葉にしなくても気持ちはわかっているし、わかってくれているはず。ところが、いざ面と向かって真剣に、そして深いところまで話してみたら、私たち夫婦には様々なすれ違いのあることがはっきりしました。もっと妻の本当の気持ちを聞かなくてはいけなかったし、自分の気持ちを伝えなくてはいけませんでした。

そこからは本気で、私たちに一番欠けていた「夫婦での向き合い」「しっかりと話をすること」それを実践していきました。二人の間に起きた変化や気づきを互いに確認し、近況も伝えつつ相談室と連絡をとること九か月。やっと第一面談にこぎ着けました。

面談の日が近づいてきました。「時間をかけて固めてきた覚悟や思いを伝えられる」そう思うとどこかわくわくした気分でいたのですが、面談の前日になると「ちゃんと伝えることができなかったらどうしよう。妻と気持ちの相違はないか」など、次から次へと不安が湧いてきました。「治療を受けるのは私たち、どんなことを話したとしても尊重されるべきは治療したい私たちの気持ちでしょ」と自分のことしか考えていなかった以前の私とは明らかに違いました。

面談に向かう途中妻は、「今のあなたであれば、私は大丈夫だと思う。あのときはあなたの気持ちがわからなくて、私は不安だった。全然違う人みたいだね」と笑って言ってくれました。

九か月ぶりの諏訪マタの訪問です。受付にいた私たちを渡辺さんが迎えに来てくださいました。

「お帰りなさい。よく帰ってきてくださいました」。そう笑顔で言ってもらった瞬間に、涙がにじみました。

面談中は夢中でした。話したいことは山ほどあって、うまく話ができていたのかわかりません。こうのとり相談室のスタッフの方々は温かく私の話を受け止めてくれました。子どもを持ちたい、家族の絆を大切にしたいという自分の本心を今度こそきちんと話すことができました。

諦めなくて本当によかった。ここに戻って来られてよかった。

諏訪マタと繋がってから第三面談を終えるまで、二年近くかかった私たち。長い道程になってしまいましたが、すべての時間が私たち夫婦には必要でした。

振り返ってみると、当初子どもをもたなくていい理由を言い連ねたのは、無精子症を受け入れられず、自分の気持ちに蓋《ふた》をして、辛い現実から逃れるためだったと、今になればわかります。

面談を通して私は、無精子症である自分と向き合い、支えてくれる妻と本音をぶつけ合い、様々な方たちの力を借りながら、無精子症の生き方を考えられるようになりました。無精子症だったから気づけたことがあり、無精子症はマイナスなことばかりではありませんでした。その気づきを糧《かて》に、これからの人生をしっかりと歩んでいきたいです。

おかげの風船

菊池和彦さん・クラインフェルター症候群・三四歳
【妻】紗知・三五歳【提供者】実父・六八歳【現在】治療中

染色体検査でクラインフェルター症候群であることを知り、その半年後、わずかな望みを賭けMD−TESE手術に臨み、やはり精子は見つかりませんでした。

妻はAIDや他の治療方法を模索していましたが、私はどこか他人事のような感じで、当事者として考えられませんでした。また、私のせいで子どもができないことを妻から責められるのではないかと恐れ、私から子どもの話はできませんでした。

手術から半年後、諏訪マタニティークリニックを知り、最初の渡辺さんとの電話で父と私の関係性について問われました。私が中学生のころに大喧嘩して以来、ほとんど会話をしてこなかったため、精子の提供をお願いするのはとても高いハードルであることを正直に話しました。

「精子の提供云々ではなくて、これを契機にお父さんとの関係を修復できるといいですね。それがきちんとした暁《あかつき》に、また連絡ください」。電話はそれで終わりました。

その週末早速実家へ行き、父に自分が無精子症であること、子どもを授かるため親族間で精子の提供を行う方法について伝え、精子の提供をしてほしいと思い切って伝えてみたところ、「お前の力になれることは何でもする！」と快諾してくれました。

これにはとても驚きました。無精子症が父との長い年月の確執《かくしつ》を解決するきっかけになろうとは。これも運命の流れと思い、きちんと時間をかけて関係を修復していくことにしました。それから約一年後、父と私が変われたことなどを相談室に伝え、面談へ進むことになりました。

面談のプロセスなど書かれた書類や院長先生からのお言葉、最初の課題を送っていただいたとき、この課題は〝病院の想いを私たちが知るツール〟で、提出する感想文や面談は〝私たちのことを諏訪マタニティークリニックが知る大切な段階〟ということがわかりました。また院長先生の言葉の中に、「生殖障碍《しょうがい》者として自認し、遠慮なく助けを求める立場に立っていい」という旨のことが書かれていました。〝助けを求めていい〟などと思ったことも、もちろん言われたこともなかったので、とても救われた気持ちになりました。

第一面談前、現在面談を行っている人たちだけのオンライン交流会の案内をいただきました。皆さんと繋がることに少し戸惑いもありましたが、こんな機会はあるもんじゃないと思い、思い切って参加しました。無精子症について同じように悩み、苦しんだ者同士の話を聞いて、いざ自分の順番が来たら、私はぼろぼろ涙を流しながらこれまでのことを話していました。自分の想いを口に出してみることで、妻への負い目を依然強く持ち続けていることがわかりました。そのことを交流会の後で渡辺さんに伝えると、「大丈夫です。そのままの気持ちを第一面談に持ってきてください」と言ってくださいました。

迎えた第一面談の日、受付で面談に呼ばれるのを待っているときから、手が冷たくなるほど緊張していました。普段から自分の想いを人に伝えるのが苦手なのですが、この日は素直に落ち着いて話せました。一通り話し終えてから、妻への負い目について渡辺さんにカウンセリングしてもらうことになりました。

ここは私にとってとても大切な時間だったので、渡辺さんと一緒に思い出しながら詳しく書いていきたいと思います。

カウンセリングは、負い目の根本にある「無精子症でどうしよう」の感情と向き合うことから始まりました。無精子症による「どうしよう」を紐《ひも》のついた風船に見立ててイメージの中で会話をしていきました。(渡：渡辺さん　私：和彦本人)

渡　無精子症で〝どうしよう〟と感じることを具体的に言ってみてください。

私　精子がないなんてダメな自分です。

渡　「精子がないダメな自分」と書いた風船の紐をぎゅっと力強く握ってみてください。

私　（握りこぶしをつくって風船の紐を握る）

渡　なぜあなたは、無精子症なんですか？

私　クラインフェルター症候群という染色体の異常です。

渡　そうですね。あなたが染色体異常になった要因は何ですか？

私　生まれつきで、どうしようもありません。

渡　そうですね。生まれつきということはあなたが悪いことをしたわけでもないし、ご両親のせいでもありませんよね。

私　はい、そうです。

渡　今、生まれつきでどうしようもない、と言われました。生まれつきでどうしようもないことを〝どうしよう〟と考えることはどうでしょう？　考えて、何か変わりますか？

私　いいえ、どうにもならないし、何も変わりません。

渡　そうですよね。では、他の〝どうしよう〟は何ですか？

私　子どもが欲しいけどつくれない〝どうしよう〟。

渡　「子どもが欲しいけどつくれない」と書いた風船をまた力強く握ってください。あなたは

私　子どもがつくれない、それであなたは、子どもを諦められますか？

渡　いいえ、なので父に助けてもらおうと諏訪マタニティークリニックに来ました。

私　そうですね。はい、他の〝どうしよう〟は？

渡　妻に申し訳ない〝どうしよう〟。いつも謝り続けています。他に何もできないから。

私　妻の紗知さんはあなたの無精子症がわかってから、どのように接してくれていましたか？

渡　いつも励まして元気づけ、支えてくれました。

私　ありがたかったですね。

渡　はい、とても感謝しています。

私　謝り続けていると言いましたが、謝って、あなたの状況や気持ちは何か変わりましたか？

渡　いいえ、何も変わりません。むしろ妻からは謝らないでと言われています。

私　紗知さんは無精子症であるあなたを受け止め、お父さんからの提供を受けてお二人の子どもをつくっていこうとすでに決心していますよね。心を決めて進んでいる紗知さん、謝ったところで現実は何も変わらないのに謝り続けているあなた。

渡　そうか。妻はこんな自分でもいいと離れないでいて、さらに前を向いているのに、私は現実を前にして立ち止まっている。謝り続けることは妻のことを考えているようで、実は自分自身を守るための行動だったのかもしれません。

渡　そう感じるんですね。他の〃どうしよう〃は、ありますか？

私　もうありません。

渡　では、握っている三つの〃どうしよう〃の風船をもう一度確認しましょう。私があなたの〃どうしよう〃を言いますから、あなたはご自分が気づいたことを言葉にしてください。

「精子がないダメな自分」は……

私　生まれつきだからどうしようもない。

渡　そうです。では、「精子がないダメな自分」の風船の紐をパッと手放しましょう。

私　（握ったこぶしをパッと開く動作）

渡　次に、子どもが欲しいけどつくれない〃どうしよう〃。

私　父からの精子提供でクリア。（握ったこぶしをパッと開く動作）

渡　妻に申し訳ない〃どうしよう〃。

私　進もうとしてくれている妻にごめんなさい。（握ったこぶしをパッと開く動作）

渡　力強く握っていたこぶしを今パッと開いて、風船が離れていきました。どんな気持ちですか？

私　とても軽くなりました。〃どうしよう〃が全部飛んでいった。（笑）

渡　よかったです。では今度は、その空いた手に別の風船を持ちましょうか。あなたは無精子症だとわかってから辛かったわけですが、無精子症だとわかってから自分の周りに起きた、気づいた〝いいこと〟の風船を手繰《たぐ》り寄せてみてください。

私　今まで自分のことよりも私を優先して支えてくれた妻には感謝しています。「妻がそばにいてくれて、もっと大事にしなきゃ」と思えました。あと、「父との長年のわだかまりを解消できた」これは大きいですね。

他に気づいたこととしては、「前向きに考えることの大切さ」「病気もせず健康に生きられていること」「仕事があり、収入が得られるから治療ができること」かな。当たり前と考えていたことは当たり前ではないですね。すべてに感謝ということです。この風船たちは「おかげの風船」です。

渡　「〝どうしよう〟の風船」より「おかげの風船」のほうが多かったですね。これらは手放さないでしっかりと握っていてください。そして普段からもこんなふうに、満更でもない自分に気づいて、他者とのやりとりや繋がりに生かされていることに感謝の気持ちを持ち続けていけるといいですね。

カウンセリングを受けて、私の中の無精子症は「もう大丈夫」になりました。無精子症に対する思考が一八〇度ガラッと変わったことには正直とても驚いています。

無精子症に対し負の感情がなくなったことで、その後の課題で手にした先輩方の体験談を、より自分のことに置き換えて考えられるようになり、しばらくは落ち着いた気持ちで過ごすことができました。ですが、励みになる反面、〝自分はこんなふうになれるのだろうか〟と不安に思う気持ちが芽生えてきました。「〝どうしよう〟の風船」をまた持っている自分に落ち込み、渡辺さんにメールをしました。

「これまでずっとそういう〝思考の傾向や考え方の癖〟で生きてきているわけですから、無理もありません。強く意識をしていないとすぐにそちらのほうに戻ってしまうし、そのほうが楽だし簡単です。気づきは誰にでもあって、気づくまでは誰にでもできます。大事なのはそれを忘れないこと。そしてそれを自分の身にしていかないと、せっかく気づいても意味がありません」と言っていただきました。本当にそうだな、と思いました。

クラインフェルターだったから、私は諏訪マタと出会えました。その「おかげの風船」はしっかり握っていたいと思います。

第3節　提供者としての父や兄弟

◆実父からの精子提供

おじいちゃんになった

高橋英司さん・実父・七三歳

【患者】誠司・原因不明無精子症・四三歳

【妻】慶子・三八歳【現在】一子

息子の誠司から、「子どもはできないかもしれない」と初めて話を聞いたとき、とてもショックを受けました。精子が見つからない、というのです。しかし、MD‐TESEという手術を受ければ、まだ可能性があるということでした。

一度目の手術では見つかりませんでした。諦めきれず別の病院で、二度目の手術を受けることにしました。「精子の元となる細胞だけでも見つかれば」という話でしたが、残念な結果となってしまいました。子どもを授かることができない夫婦が増えているというのは聞いていました。まさか自分の息子夫婦が当事者になるとは考えたこともなく、それが原因で悩み、苦しんでいるという事実は辛いものがありました。

二度目の手術を受ける前に、諏訪マタニティークリニックという病院があることを息子夫婦から聞いていました。細胞さえも見つからないようであれば、次の段階として「父親からの精子提供及び体外受精」に挑戦したいという相談も、その時にされました。そういう治療方法があることを私自身も初めて知りました（表2）。

結局、二度目の手術も不首尾に終わりました。息子からは、最後の方法として諏訪マタにお願いしたいという相談が再びありました。その時の説明では、「養子縁組と同じように考えてほしい。誰かわからない第三者から精子をもらうよりも、少しでも血の繋がった子が欲しい。また慶子も、自分のお腹で育てた子どもを持つほうがいい」とのことでした。

最初は戸惑いを感じたのも事実です。また、年齢的にも私はすでに七〇歳を超えており（図2）、その上がんを患った経験もあったので、大丈夫なのかと心配でした。それ以外にも、「法律的にはどうなのか？」「倫理的にはどうなのだろうか？」など考えることがたくさんありました。また、「慶子の実家のご両親は、どう考えているのだろうか？」というのも気になった点ではあります。しかし、それも了解されているとの報告を受けました。

私自身もいろいろ考えてはみたものの、自分の息子のことであり、これをできるのは親である自分だけであると思えました。親としてできることは何でもしてやりたいと、一縷《いちる》の望みを賭けて挑戦することにしました。

諏訪マタでの面談の翌日に、私の精子の採取を行いました。少し緊張もあり、採取するのに時間がかかって量も少なかったようでした。「何回分かの治療ができる量がとれましたよ」と、院長先生からお言葉をいただいた時にはとても安心しました。ほっとした、というのが一番適切な表現です。

治療が始まると、片道二時間三〇分の道のりを車で何度も往復する必要があります。遠い道のりを考え、長期出張が重なりがちな誠司に代わって送り迎えをしようかと提案もしましたが、一人で大丈夫との慶子からの返事もあり見守ることにしました。また、あまりいろいろ聞くのもプレッシャーになるのではと思い、報告があるまで待つことにしました。

幸いにも一度目の治療で妊娠できました。「おじいちゃんですよ」と紹介されて元気な赤ちゃんを抱かせてもらった時、初孫の誕生にうれしさが込み上げてきました。目は誠司、鼻は慶子に似ていました。おじいちゃんになったんだ、と本当に感激しました。

表2　提供精子による体外受精261組における提供者内訳

（2023.6 現在）

被提供者との関係	組	%
実父	221	84.7
実兄	18	6.9
実弟	13	5.0
その他の身内	5	1.9
友人・知人	4	1.5
合計：	261	100

図2　精子提供者の年齢別人数あたりの出産率（1996年8月～2023年6月）

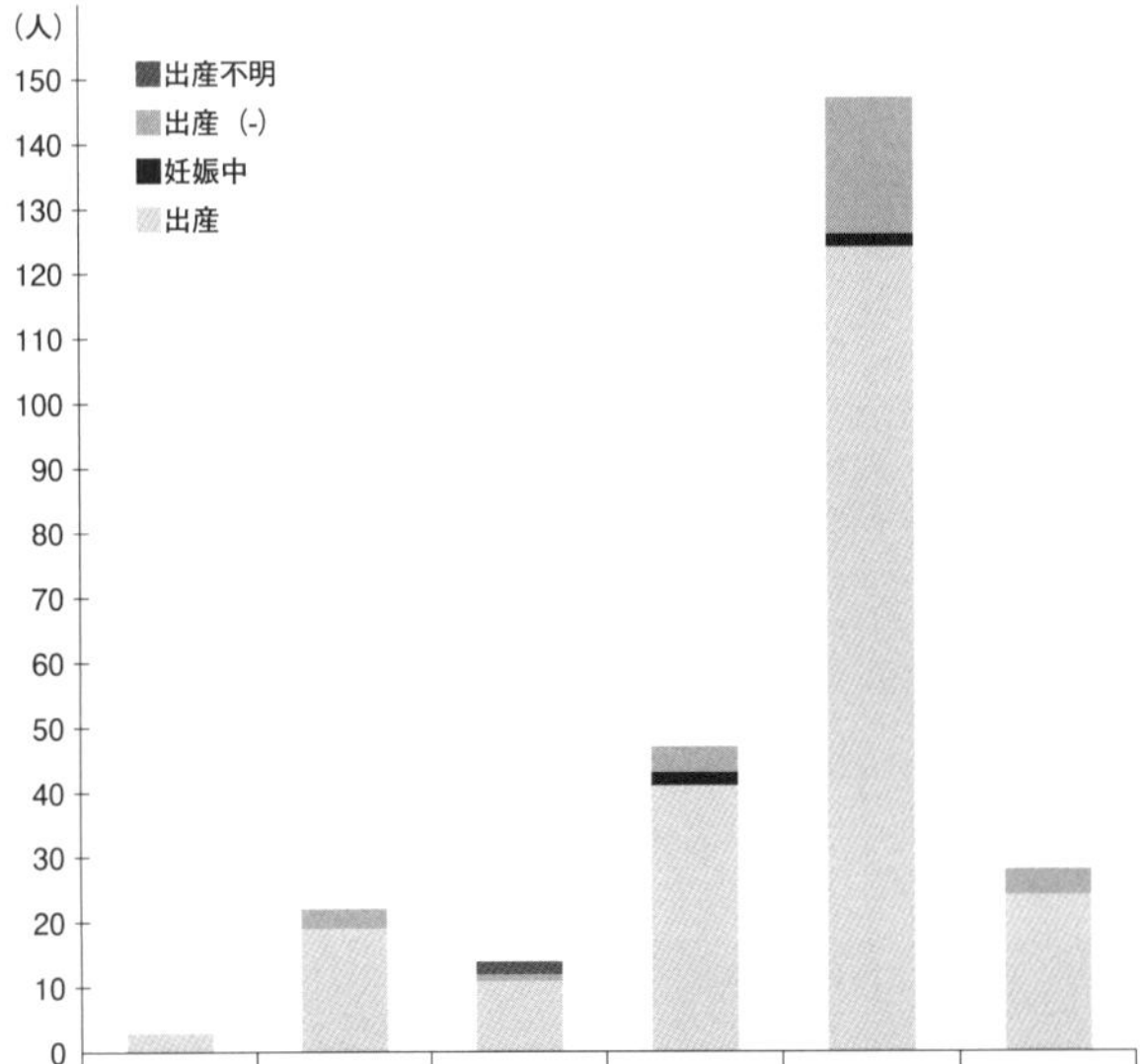

年齢（歳）	<30	30≦<40	40≦<50	50≦<60	60≦<70	70≦
出産	3 組（100%）	19 組（86.4%）	11 組（78.6%）	41 組（87.2%）	124 組（84.4%）	24 組（85.7%）
妊娠中				2 組（4.3%）	2 組（1.4%）	
出産（-）〔出産せず〕		3 組（13.6%）	1 組（7.1%）	4 組（8.5%）	21 組（14.3%）	4 組（14.3%）
出産不明			2 組（14.3%）			

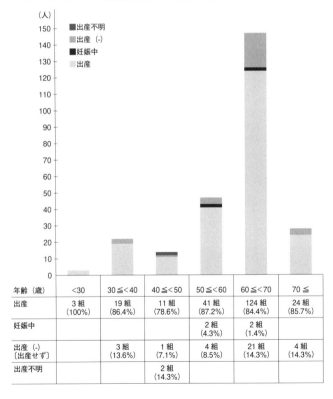

人間愛に基づいたクリニックの治療ガイドライン

田中勝則さん・実父・六六歳
【患者】省吾・小児がん・三一歳【妻】良美・三一歳【現在】一子

息子の涙

「残念だけど、一つも見つからなかったよ」。うつむき加減に報告する息子の省吾に対して、「そうか……」と一言返したきり、私はどう言葉を続けたらよいかわかりません。息子の「無精子症」が動かしようのない事実と知った瞬間でした。様々な検査を受け、最後には体にメスを入れてまで希望を求めましたが、このような結果を突き付けられてしまいました。

しばらく続いた沈黙の後、息子は「仕方ないさ。これからは良美と二人で楽しく暮らしていくよ」と平静を装っていました。私の妻も、「それがいいわ。知り合いの○○さんだって夫婦でいろんな所へ旅行に行って……」と応じ、なんとか場を取り繕《つくろ》おうとしましたが、重い空気は拭《ぬぐ》い切れません。

息子の無精子症の原因は見当がついていました。幼い時に発覚した小児がんの治療による副作用であろうと思われます。当時としては最適な治療で、不妊を予防するための配慮についても説明を受けていました。しかし、数年にも及んだ抗がん剤及び放射線治療において、その対策では不十分だったことが二十数年経った今になってわかったのです。辛く長い入院治療によく耐えた分、息子には人一倍幸福な人生が訪れるにちがいないと信じていたのに……。

省吾は元々優しい性格で、以前から甥や姪をよくかわいがっていました。「甥や姪でもこんなにかわいいんだから、自分の子どもができたら一体どれほどかわいいか見当も付かないよ」とにこにこして話していたこともあります。そんな息子が無精子症とは、なんと残酷な！

省吾同様、子どもを待ち望んでいた良美は、事情を知らない友人、知人からの「お子さんはまだ？」などの何気ない言葉や子育ての話題が出るたびに傷つき、涙する毎日となっていました。息子は、子どもを望めない辛さと妻・良美の悲しみをどうにもできない辛さとの、二重の苦しみを味わっている。そう思うと、親として何もしてやれないことに胸が痛みました。良美の苦しみだけでも解消するためには、離婚するしかないと考えて、もし本人たちがその結論を出したときは、受け止めるしかないと思ってもいました。

暗く重苦しい気持ちで半年ほど過ぎたある夜、息子が訪ねてきました。何かあらたまった様子なので良くないことかと思ったところ、それは「夫婦で話し合った結果、提供精子による体外受精を行いたいが、同意してくれないか。父さんの精子を提供してほしいんだ」という話だったのです。諏訪マタニティークリニックの資料を手渡され、考えてみてほしいと言われました。

私は、突然のことに正直驚きましたが、すぐにうれしい気持ちが込み上げてきました。離婚しかないと思われていた省吾と良美が、実は末永く共に生きていくことを決断し、必死でこの危機を乗り越える道を探していた！　私が「親としてできることは何でもするから」と承諾すると、息子は耐え切れなくなったようにぼろぼろと涙を流しました。その瞬間、この半年の苦しみは、私が思っていた以上だったのだと気づかされたのです。

迷いは希望に

翌日になって、もらった資料を何度も読み返し冷静に考えてみると、「すぐに承諾したことはあまりに軽かったのではないか」と迷いが出てきました。自分の妻の気持ち、省吾の気持ち、良美の気持ち、良美の実家のご両親の気持ちを十分に考慮せず、さらに生まれてくる子どもへの対応や告知など、何も考えずに即決したのは、浅はかだったと悔いていました。

私は揺れ始めた心境を妻に打ち明けました。すると妻は、「資料で知った『精子段階での養子縁組』という考え方に、私は素直に賛同できたわ。お父さんの精子を是非提供してあげて。目や腎臓、心臓まで臓器提供が推進されるようになった時代に、この治療だけを禁止しようとする人たちがいることのほうがおかしいと思う」とはっきりと言いました。私はその時の不安な気持ちを完全に消すことはできないまま、ガイドラインに沿った学習や家族間の話し合いをスタートすることにしました。

省吾と良美は共働き夫婦、私も会社経営で多忙だったのですが、都合を合わせながら夕方から深夜まで幾度となく、四人の話し合いを重ねました。特殊生殖医療に関する理解を少しでも深めようと真剣に向き合う中で、泣いたり笑ったり、意見が衝突したりわかり合ったり。良美の実家のご両親も、この治療を心から応援してくださっていることが明らかになり、控えめだった彼女も辛い心の内を涙ながらに語ってくれました。

また、諏訪マタの一見厳しく思えるガイドラインは、根津院長の「困っている人のために自分たちは何を考え、何をすべきか尽力することこそ人間としての心であり、愛ではないか。できない理由や問題点ばかりを言うのではなく、いかにしたら解決できるのか、役に立てるのかが重要だ」とのお考えを私たちに伝え、さらには私たちの家族としての成長を促すためのものであったことも実感できました。事前の面談でカウンセラーから受けた説明は、私の不安に寄り添い、疑問に丁寧に答えてもらえるものであり、これらのことから私の迷いは次第に解消されていったのでした。

そして、最終面談の日。これまでの心の歩みをもう一度振り返ることで、治療を受ける意思を最終確認できました。根津院長との面談は大変緊張しましたが、著書を拝読し想像していた通りの厳しいながらも温かいお人柄に接し、最後に「では、治療を始めることにしましょう」と言っていただいたときには天にも昇る心地でした。

しかし、まだまだ心配がありました。私はもう六〇代半ばを過ぎています。正常で元気な精子を提供できるのだろうか。私の心中を察したように吉川副院長が、採取した精液の顕微鏡画像を見せてくださいました。

親になる覚悟

治療が始まると、息子夫婦にとって必死の努力の日々となりました。生理周期に合わせての服薬や注射、卵子の採取など自分の意思や都合ではコントロールできないことばかり。チャンスを逃せない緊張は、大変な苦労だったと思います。私にできることは、おいしいものをご馳走したり、がんばっている話を聞いたりして応援することしかありません。

二度目の胚移植で妊娠反応が得られました。その後はつわりで苦しみ、やっとつわりが落ち着いた頃、今度は検診のたびに胎児が標準より少し小さいという報告を聞くようになりました。「障害の有無を検査しないのか?」と尋ねた私に、息子夫婦はこう言いました。

「心配はしているよ。だけど、やっと授かった命だから、無事に生まれてくれたらどんなに障害があっても一生懸命育てていくって決めたから、検査はしない」

**図3　精子提供者の年齢別出生状況と先天性疾患例の出生割合
(1996年8月～2021年12月)**

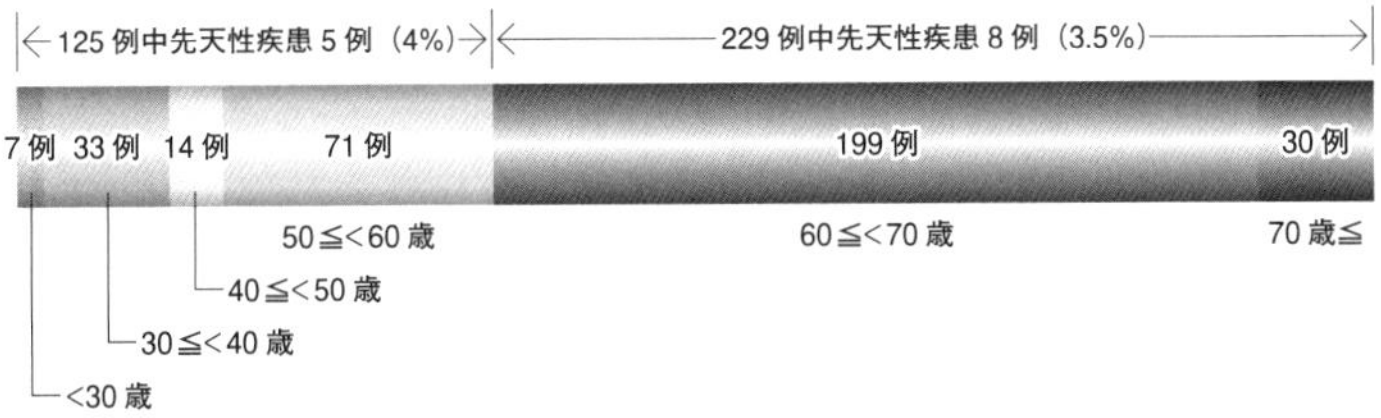

60 歳以上の精子提供者から生まれた 229 例（ほとんどは他施設で出産）のうち、先天性疾患例は 8 例（3.5%）であった。70 歳以上でみると、30 例の出生（児）に対して先天性疾患例は 0 であった。
2017 年 1 月から 2021 年 12 月に、当院で妊娠・出産となった症例（ただし、体外受精のほか自然妊娠等も含む）では、905 例の出生（児）のうち先天性疾患例は 47 例、その割合は 4.9%であった。

産婦の年齢をみるかぎり、前者 229 例の産婦の平均年齢が 34.2 ± 3.5 歳、後者 905 例の産婦は 34.3 ± 5.3 歳とほぼ同じであった。仮に精子提供者の年齢が先天性疾患例の出生状況に影響するのであれば、その差が表れるはずである。しかしながら、数値の差はわずかに認められたものの、精子提供者の年齢の高いほうがむしろ低率であった。

精子の「老化」の影響は文献的には明らかで、精液や精子そのものは年齢が高じるにしたがい劣化した結果を呈することが以前より言われている。たとえば Anne-Marie Nybo Andersen は、父親年齢と様々な先天異常の発生リスクについて報告している[1]。

当院のデータを見るかぎり、精子提供者の年齢は先天性疾患の出生割合に影響するものではないとしてよいと思われるが、その理由として考えられるのは、Anne-Marie Nybo Andersen の調査が自然妊娠に基づくのに対して、当院のデータは体外受精を主とするという点である。つまり体外受精では意図的に良好な精子を用いることで、自然妊娠とは異なる結果を招くことになったものと考えられる。

1）Nybo Andersen AM, Urhoj SK: Is advanced paternal age a health risk for the offspring? Fertil Steril 107: 312-318, 2017

（第 40 回日本受精着床学会学術講演会にて報告／「産婦人科の実際」Vol.72,No.5,2023）

息子夫婦は、もう立派な父親と母親になっている、この父と母の腕に子どもを抱かせてやりたいという私の願いは一段と強くなったのでした。

破水《はすい》したという知らせを受けたのは、出産予定日の二週間以上も前でした。子宮口が堅《かた》く、出産には時間がかかりそうとのことで、どうか母子ともに無事でいてくれと祈りました。その翌日、息子より「先ほど無事出産しました！」との連絡。続いて「体重は少なめだが母子ともに元気だよ」との報告がありました。

数日後には、NICUのガラス窓越しに産まれたばかりの赤ちゃんと対面できることになりました。新米ママの良美に抱かれ、元気よく体を動かす赤ちゃん。省吾も抱かせてもらいますが、危なっかしい手つきです。仲睦まじく子どもの世話を焼く息子夫婦。優しい眼差しで子どもの顔を覗き込んでいる二人の様子は、私たち親にとっては何ものにも代えがたい光景でした。私たちはいろいろな人々に助けられ、このような幸せを授かって本当に幸運です。この幸せ、恩、感謝は絶対に忘れてはいけないと強く強く感じました。

親子の情けも倫理に反する⁈

小林正子さん・実母・五九歳

【患者】明宏・原因不明無精子症・三五歳【妻】環・三二歳

【提供者】実父・五九歳【現在】一子

環から、夫婦で不妊症の検査を受けたと聞きました。そして、息子の明宏が無精子症と診断されたとのこと。思ってもない結果に驚きました。反面、そのような体に産んでしまった親としての責任と、息子夫婦に対する申し訳ない気持ちでいっぱいになりました。

セカンドオピニオンを求め、不妊で有名な病院にも行ったそうですが、やはり無精子症と診断されたということでした。医師は淡々と結果を伝えるだけで、治療に関する具体的な選択肢や提案はなかったと言います。その後、最終的な治療であるＴＥＳＥを受けた息子の体と心の痛みを思うと、やりきれない思いです。

そんな明宏に妻としてどう言葉をかけたらいいのか、困惑しながら日常生活を送っていたにちがいありません。義母の私が看護師であることから、環からすぐに相談がありました。諏訪マタニティークリニックに打診してみてはどうか、とアドバイスしたのは私です。

諏訪マタで行われている特殊生殖医療について、様々なことが言われているのは知っていました。しかし、社会の多くの人々はどのくらい真剣に考えて、そうしたことを言っているでしょうか？　もしも、自分の息子が無精子症だったとしたら。子どもを望む息子夫婦に、「無精子症であることを受け入れなさい。二人の子どもは諦めなさい。どうしても子どもが欲しいのなら養子縁組など別な方法を考えなさい」と言える親が果たしているでしょうか。

現代の医療技術をしても治療ができないのであれば、もちろん別です。医療技術的に可能であり、息子夫婦が生まれてくる子のことも十分に考えて希望し、そして男親が協力できる状態であれば、全力で応援するというのが母親としての迷いのない気持ちでした。息子夫婦と私たち夫婦とよく相談したうえで、この治療を受けることにしました。

病院スタッフとの第一面談、第二面談をクリアし、根津院長との最終面談に臨んだ席でのことです。院長が明宏に語りかけました。「無精子症という生殖障碍は、あなたはもとより親御さんの責任でもありません。これから家族の相互扶助のもと、できるかぎりの治療をさせていただきます。苦しみながら、ここまで来られたのです。あなたたち夫婦は困難を乗り越えていけると、神様に選ばれた人たちですよ」。その言葉に、「子どもができない自分に何ができる」と言っていた息子に笑顔が戻りました。妻の環にも、「今まで辛かったでしょう。これからはあなたたちが親になれるよう治療をしましょうね」と言ってくださいました。

そして私たち夫婦にも、院長は優しい言葉をかけてくださいました。夫は治療への意欲がより湧いたようでした。私は「お母さん、息子さんのことで責任を感じていたでしょう」との言葉に肩の力が抜け、涙しました。

家族四人、それぞれに抱えていた苦悩を受け入れた瞬間でした。また、気持ちを一つにして、これから始まる治療に取り組もうとの思いでした。

幸い治療も順調に進み、一回目のチャレンジで妊娠することができました。体外受精ということで自然妊娠より出産までの不安はありましたが、環の通院には必ず息子が付き添っていました。先生、スタッフの方々を信頼して治療に臨んでいる様子が、二人の報告からよくわかりました。

帝王切開での出産となり、元気な産声がした時は感無量でした。明宏は二〇通りもの名前を考えて、その日に備えていました。生まれてくる赤ん坊の顔を見て名前を決めると言っていました。

今、積極的に育児に関わっている息子の姿を見ると、二年前、無精子症と診断されたのをきっかけに、夫婦が危機に陥っていたのが嘘のようです。

私は、無精子症の息子の母として何もしてあげられなかったように思いますが、今、孫の面倒をみることができて幸せです。往復一二〇キロの道中を、孫に会いたさに毎週楽しんで通っています。

家族が成長できたことに感謝します

横山弘志さん・実父・七〇歳
【患者】弘二郎・原因不明無精子症・三七歳【妻】みずほ・三二歳
【現在】治療中

私はサラリーマン生活を四〇年過ごし、定年後は妻と二人の生活でした。二人の息子は独立・結婚して長男は二人の子どもに恵まれ、次男の弘二郎もそのうちに子どもができ、また孫が増えるだろうとなにも疑っていませんでした。

そんなある日、弘二郎から自分たちの力では子どもに恵まれないと打ち明けられました。その時の衝撃は今まで味わったことのないもので、ただただ話を聞くだけで息子にかける適当な言葉が見つかりませんでした。

それから息子夫婦は、治療してくれる病院はないかと必死に方々《ほうぼう》探し、問い合わせたりしていたということです。しかし、ことごとく拒否されてきました。その理由は、息子夫婦が近親者を精子の提供者に考えていたからでした。それは弘二郎だけでなく、妻のみずほも望んでいることでした。みずほは弘二郎の子どもが無理なら、弘二郎に近い遺伝子を継いだ子どもが欲しいと望んでいました。私たちにしてもそれは同じで、生まれてくる子と私たちの間にそうした繋がりはほしいと思っていました。

しかしながら、今の日本で公にこの問題に向き合ってくれる病院はほとんど存在しないのです。私たちの想いは特殊なんだろうか？　私たち以外にも、同じ想いをもつ人たちはたくさんいるのではないか？　なぜ、患者の要望と治療が一致しないのか？　無精子症の患者は子どもを持つという希望を絶たれなければならないのか？

目の前の現実に対する疑問が次々と私の頭に浮かんできました。

例えば、がんの治療では、手術療法、化学療法、放射線療法、免疫療法、緩和ケアというように、医師との話し合いのもとに患者による治療法の選択が可能です。では、なぜ不妊症治療においては実現可能な治療法が存在するのにそれが認められず、患者の希望を聞いてもらえないのか。どのようにしてそうしたルールが決まったのか。釈然としないまま時間だけが流れていきました。そんなとき、諏訪マタニティークリニックに出会いました。

私たちは数回の面談、レポートの提出を経てようやく治療にたどり着くことができましたが、聞くところでは、次の面談になかなか進めない人たちや、途中でリタイヤしてしまう人たちもいるそうです。たしかに数回にわたる面談や、面談のたびのレポート作成を負担に感じることもありました。ただ、家族全員でひとつのことに取り組むことで、結び付きが強まり、家族のあり方についていろいろ考えさせられた面はあったと思うのです。それによって、家族それぞれが成長できたと言えるかもしれません。

最近、子どもへの虐待や育児放棄を巡る報道が多いのに胸を痛めています。望んでも恵まれなかった私たち家族にとっては、ただただ唖然とするばかりです。子どもは親を選べず、親のエゴで子どもは生まれくると言っていいでしょう。だとすれば、息子夫婦は、親となる覚悟と夫婦の間の信頼関係をしっかり固めなければならないと思います。夫婦の信頼関係は子育ての基本でもあります。また、私たち家族の意思で、特別な治療により授かった子どもであるならば、責任を持って、大切に育てていくのは当然です。

息子を見舞った出来事は、息子が困っている時に親として何ができるだろうかということを考えさせられる機会になりました。子どもに臓器移植が必要だというなら、大概の親はドナーとなるでしょう。それとまったく同じ感覚で、私は精子を息子に提供する決意をしました。息子夫婦に、子どもが授かることを祈って見守っていきたいと思います。

節子さん・実母・六三歳

息子から無精子症を告げられた時のことは、今も鮮明に覚えています。その時の息子の顔は忘れられません。それからというもの、そのことが頭から離れず、息子に辛い思いをさせた原因が自分にあるようにも思え、一方で何もしてやれない自分を責めてばかりでした。

息子から諏訪マタで治療ができることになったと聞かされた時、私は思わず声を出して泣いてしまいました。今までの辛かった毎日がこれで終わる……。私たち家族にとって、これ以上にないうれしい知らせでした。

あれはまだ諏訪マタに出会う前のことです。夫の年齢のこともあるので一度検査をしておいたほうがいいと思い、近くの産婦人科に行ったことがありました。なぜ検査をするのかとしつこく聞かれ事情を話すと、「今の日本産科婦人科学会では禁止されている」など嫌なことをたくさん言われ、言葉にならないほど落ち込み家へ帰ったことがありました。

思い出すほどに、諏訪マタに出会うまでの時間は辛く、悲しく、切ない、とても長い時間でした。

無精子症と診断された時の息子の胸中は想像を絶するものだと思います。また、そのあと自分たちの望む治療を行ってくれる病院を求めて訪ね歩く中で味わった深い挫折感。それを思うと、なんとか助けてあげたい、幸せになってほしいと願うのは親の自然の情です。根津先生が、生殖機能に障害のある者は社会からのサポートを受けられるようにすべきとおっしゃっていましたが、そうであればどんなにいいかと思いました。

先生のお言葉をお借りしますと、「相互扶助の精神」のもとに行われ、しかも双方を幸せにする医療であるのに、どうして学会は禁止するのでしょうか。禁止できるのでしょうか。苦しむ患者やその家族の気持ちを、どこまで理解しているのでしょうか。

治療は始まったばかりです。普通の妊娠で子どもを授かることに比べて、乗り越えなければならない様々なことがこれからあると思います。弘二郎とみずほには、夫婦でそれらを越えられるだけの愛情あふれる温かい家族を築いていってほしいと願っています。

思えば、二人は一〇代の頃からの付き合いで、かれこれ一五年間以上息子の側に居てくれています。息子の無精子が発覚した時に私は、「みずほさん、息子と別れて新しい人生を踏み出してもいいんだよ」と言いました。そうしたところ彼女は、「もし離婚をしたりしたら、私はもう二度と結婚はせず一人で生きていきます。お義母さん、絶対に別れたりはしませんから」と言ってくれました。

無精子症という辛い経験をしたことで、夫婦の互いを思う気持ちはいっそう深くなったように感じます。

◆兄弟からの精子提供

まず聞かれたのは妻がどう思っているか

佐藤邦男さん・実兄・四〇歳

【患者】祥男・原因不明無精子症・三八歳
【妻】かほる・三七歳【現在】二子

ある日、弟の祥男から、相談したいことがあるとメールが届きました。そして衝撃の事実を知らされました。「自分は無精子症であり、残念ながら今のままでは子どもを持つことができない。他人から精子の提供を受けることは妻が気持ち的に難しく、できれば親族からの提供を考えたいのだが、父さんは病気で無理だし、兄さんにやはり協力してほしいんだ」。

まったく予期せぬ相談に驚くと同時に、弟夫婦のために少しでも役に立てればと思い、迷わず承知しました。その頃は、精子提供とか体外受精についてまったく知識がなく、自分が精子を提供すれば終わりという簡単で浅はかな考えしか持っていませんでした。二週間ほど経った頃に、祥男から諏訪マタニティークリニックのカウンセラーの渡辺さんと連絡を取ってほしいとのメールがあり、渡辺さんとは三〇分くらい電話で話をしました。

まず聞かれたのは、私の妻がどう思っているかでした。というのは、この提供した精子による体外受精は提供してもらう側と提供する側の夫婦の間でしっかりと合意ができていることが前提となる、とくに兄弟間での治療の場合は提供側の妻の心理が重要で、心底理解が得られていなければ話は進められない、と言われました。電話を切ってから、妻の立場などあまり考えていなかった自分を深く反省するとともに、この話を妻にどう伝えたらよいのか悩みました。

それから二週間後、意を決し弟から聞いたすべてを妻に話し、「弟夫婦の力になりたい」という私の想いを伝えました。その時の妻の反応は驚きでした。「なんでもっと早く言わないの」と逆に叱られ、妻は自ら渡辺さんに連絡を入れ説明を受けていました。

先日ふと、なぜ妻はこの話をあっさり了承してくれたのだろうと考えました。私の両親は、非常に家族意識が強く、盆や年末年始には遠方にいる弟夫婦も呼んで皆で食事をしたりしていました。こうしたことが、私たち夫婦と弟夫婦の間の距離を縮め、精子の提供に至ったのではないかと思われます。私の弟夫婦への気持ちを理解し、心を配ってくれた妻に深く感謝したいと思います。

由美子さん・義姉・四一歳

約一年前、夫の邦男から「祥男は病気で子どもがつくれない。俺はあいつを守りたい、協力したいけどお前次第だから」と話がありました。突然のことでかなり驚きましたが、詳しく話を聞いた後、私は「わかった。協力しようよ」とその場で即答していました。

なぜ私が夫の精子を提供することに即賛成できたのか、夫の話を聞きながら思い浮かべたのは、義弟夫婦の笑顔でした。私たち夫婦には小学生と保育園児の三人の子どもがいますが、義弟は長女が生まれた時からかわいがってくれ、娘たちも盆や年末年始に帰省する義弟と会うのを楽しみにしていました。そんな子どもの大好きな義弟が父親になれないなんて、病気とはいえ本当に理不尽だと憤りさえ覚えました。義妹に対しても、愛する人の子どもを抱くことができない現実、同じ女性として胸をしめつけられました。

人として義弟も義妹も大好きだから、いつも明るく優しい二人にはこれからも笑顔でいてもらいたい、住む場所は離れていても二人とも大切な家族だから、ただその思いだけでこの治療に賛成しました。

しかし、正直にいえば二人には言えない複雑な気持ちもありました。賛成はしたものの、少し時間が経ち冷静に考えると様々な思いが込み上げて来ます。そんな気持ちを察してくれたのが義母でした。私が精子提供の報告をしたとき、「あなたは大丈夫なの?」と一番に私の心配をしてくれました。義母の優しさに涙が止まりませんでした。もちろん義妹のことは好きだし、誰が悪いわけでもない。義弟夫婦が笑顔で赤ちゃんを抱いている姿も見たいけれど、それは夫の……。まだ特殊生殖医療について勉強不足だった時の私の勝手な考えでしたが、義母がその気持ちを受け止めてくれたおかげで私も心が落ち着き、前向きになれました。

その後、あらためて四人でこの治療について話もしました。いろいろな葛藤を乗り越え挑戦しようとしている義弟、そして実際に産み育てる義妹の覚悟を思えば、私の考えなんて恥ずかしい、心の底から二人を信頼し応援していこうと心を決めることができました。淡々と話すよう努めていた二人も、最後は涙をこらえ切れずにいました。

実際に面談や勉強を進めていくと、夫が精子を提供した段階で私たちの役割は終わり、妊娠すれば義弟が父親になることを知り、私たち家族となんら変わりはないと安心しました。生まれた時から側にいて、愛情を注いでくれる人が父親であり母親です。そして、子どもの成長とともに親も日々成長させてもらいます。環境が家族をつくるのであって、そこに遺伝子は関係ないのではないかと思います。

準備期間を終え、義妹はいよいよ治療を始めます。「本当にありがとうございました。これからがんばります」と希望に溢れる義妹の笑顔に、四人でがんばって来て本当に良かったと心から思っています。

このタイミングしかなかった

林　綾子さん・義姉・五一歳
【患者】直人・原因不明無精子症・四八歳【妻】尚子・四一歳
【提供者】実兄・五一歳【現在】治療終焉

「頼ってくれて光栄じゃない。私が反対することではないよ。それよりも、あなたの提供のほうは大丈夫なの？　どこの病院で産むのかな」

義弟夫婦が結婚して三年目の秋、夫から、「直人が無精子症であることがわかって、それでも二人は子どもが欲しいからなんとか協力してほしいと頼まれた」と打ち明けられた時のことでした。

治療施設は諏訪の病院と聞き、すぐに私は「じゃあ、ネツヤヒロという先生のところだね。聞いたことがある。いつなの？」と聞き返していました。すると夫は「まあ、賛成してくれるとは思っていたけど、もう少し考えなくていいの？　抵抗感はないの？」と驚いていました。

義弟夫婦は少し長めの交際期間を経て、いわゆる〝アラフォー〟で結婚しました。若いとは言えない年だけれど、だからこそ意識高く積極的に妊活に取り組むだろうし、必要なら不妊症治療も受けるだろうと、そんな風に考えていました。だから、原因がわかって、それでも子どもを授かりたいと二人が選択したことならば、尊重するのは当たり前のことでした。

ただ、予想外だったのは夫から、「両方の夫婦が揃って面談に何回も通ったり、レポートを書いたりして、それで条件が整わなければ治療は受けられないらしい。まずは、クリニックのカウンセラーさんに電話でヒアリングを受けるのだけれど、お前もだよ」と聞かされたことでした。少し驚きましたが、その時は深く考えていませんでした。

その後、カウンセラーの方とお話しして、提供者の妻が生殖世代の只中にある場合は、精神的にも強い抵抗感が生じがちで、諏訪マタでの精子の提供は父子間が主流で兄弟間の例は少ないということを知らされ、自分が思っている以上に重要な役割を担っていることを初めて自覚しました。

確かに子育てをしてる最中の一〇年前の私だったならば、迷いなく協力できたのかどうか。でも、そんな心配は、諏訪マタに初めて行ったとき、少し照れたような表情で検査のための採《さい》精《せい》から戻ってきた夫の様子がかき消してくれました。なんと説明したらよいのか難しいのですが、とにかくその時の夫の表情に、実家のアルバムの古い写真、誇らしげに赤ちゃんの弟に寄り添うやんちゃなお兄ちゃん（幼い日の夫）の姿、その面影があったのです。

精子提供に対して、夫にも持病の影響とか遺伝とか複雑な思いはあるはずですが躊躇はない。それは、大切な人（義弟夫婦）のためになることだから。ただそれだけなのでしょう。だから、私にもわだかまりはありません。

義弟夫婦がもっと若い時に結婚していたら、義弟は妻となる女性の幸せを願い、身を引いていたことでしょう（義弟はそういう人間です）。結婚前にわかっていれば、誰とも結婚をせず孤独な人生を送ったかもしれません。だから、二人の結婚と不妊原因の判明時期、そしてわれわれ夫婦のライフステージなど、諸条件が揃ったこのタイミングでの治療開始は偶然でなく、必然だったと思えてならないのです。ならば、どんなことも追い風に変えて、取り巻く状況すべてを味方につけてしまうような強い気持ちで取り組んでもらいたいと思います。

もちろん、義妹がこれから受ける治療は、身体的に負担も大きく、まさに身をもって受け止めるのは彼女です。思わしくない結果に終わることも、覚悟しておかなければなりません。

数回ですが一緒に通院し、面談を受け、渡された書籍で勉強し、感想レポートを紡ぐワークを経験したことで、以前の私よりも二人の力になってあげられると思っています。例えば、住居から諏訪までの道程の電車の揺れが疲れている身体にはどれほど負担か、一緒に経験したからこその、「大変だったたね。お疲れ様」の言葉をかけられることは、私にできる数少ないことの一つです。二人には挑戦しなかったことを悔いてほしくありません。私に何ができるわけではないけれど、せめて伴走をしてあげたいと思うのです。

追記：義弟夫婦は三年間本当に二人寄り添いながら治療をがんばりましたが、その甲斐もなく、挑戦に終止符が打たれたとの連絡をもらいました。悔いのないようにやれたという言葉が救いでした。三年間ほんとうにお疲れ様。

義兄の「貴重な経験をさせてもらって」の言葉に

上原紀子さん・妻・三二歳
【患者】康・原因不明無精子症・三八歳【提供者】実兄・四九歳
【現在】二子

結婚したのは、私が三〇歳の時です。すぐに、子どもが欲しかった私は産婦人科にかかりました。私に異常がなかったため、夫も診てもらうことになり、そこで無精子症が発覚しました。目の前が真っ暗になり、夫はたった一度だけ声をあげて泣きました。

それからは、子どもを授かる方法をインターネットで探す日々が始まりました。私たちはA

ＩＤを選択肢に入れながら病院を探しました。ＡＩＤ指針とは違うけれど身内から提供された精子で人工授精をしてくれる不妊症治療専門病院を知ることができ、早速、義兄にも相談して協力してくれる、との快い返事をもらいました。

しかし結局、義兄が離婚していることなどから、その病院の方針と合わず、話を先に進めてもらうことができませんでした。この二年間希望と絶望の繰り返しで、心がくたくたになってしまいました。そして最後の希望として、たどり着いたのが諏訪マタニティークリニックでした。それまでのこともあり、あまり期待し過ぎず、ダメで元々と思ってお願いしてみようと夫と話し合い、相談メールを送ったところ、提供者は離婚していても子どもがいればガイドラインにあてはまるということで面談を受けることになりました。

面談が始まり、車で往復一〇時間かかる道のりを義兄と三人で通いました。毎回平日にある面談を義兄は仕事を調整してくれ、また長い道中、私たちが気を遣わないように車中では積極的に明るい話をしてくれました。

次の面談に進むため、三人で課題図書を読みその感想を共有することを求められた時にも、義兄は、一日でも早く提出して先へ進めるようにと協力してくれました。そんなある日、義兄が不意に「貴重な経験をさせてくれてありがとう。これからの自分の人生にとってすごく意味のある、プラスになる経験やわ」と言ってくれ、その言葉に涙が出そうになりました。

面談を始めてから八か月後治療が始まり、二回目の胚移植の判定日。「妊娠してますよ」と告げられたとき、うれしくて、うれしくて、体中が震えるような気持ちになって、診察室で思わず泣いてしまいました。夫と二人でプチパニックのようになりながら、五時間の道のりを帰りました。義兄も心から喜んでくれて、両方の両親も喜んでくれました。

第4節　子どもの誕生

それは私が父親になったから

浅野恵一さん・原因不明無精子症・三〇歳
【妻】真由・三〇歳【提供者】実父・六八歳【現在】二子

私が無精子症とわかったのは、結婚してから二年ほど経った頃でした。それからは毎日が地獄。何を見ても何をしても自分の人間としての不完全さに怒りを覚え、そして落胆して、子どもを産みたいという妻に申し訳なく、無気力に毎日を過ごし、ふて寝する。次の日起きても、やはり自分の体が治っているわけでもなく、変わらない一日が始まる……。そんな怠惰な日々を送っていました。

とても辛く、哀しい毎日を過ごしていましたが、正直、今は当時のことを鮮明に思い出せません。なぜあまり思い出せないのか。それは私が父親になったからです。

いま私は二人の娘の父親で、毎日を娘たちと過ごしています。無精子症で子どもができなかったことはもう過去のことになり、不思議と細かくは思い出せないのです。無精子症そのものを忘れている時さえあります。人間の脳みそは都合よく出来ているようです。それは妻も同様で、二人して無精子症だったこと（今も無精子症ですが）を忘れていることがあります。過去を顧みる暇もなく、前を見て毎日を過ごしているからでしょう。

妻が諏訪マタニティークリニックを探してくれ、夫婦で相談室にお世話になり、家族みんなで子どもを授かろうと闘った日々。悲願の妊娠から切迫流産で妻は約一か月半の入院生活となったことなど、それらのことは鮮明に覚えています。記憶があるのは、私が父親になるとしっかり意識してからなのです。それは別の言葉でいうと〝覚悟〟というものでしょうか。

分娩室で妻はがんばってくれました。産まれた瞬間、助産師さんが「はい、おめでとうございます。パパさんも、おめでとうございます！」と言ってくれ、私はぽろぽろ泣いてしまいました。産まれたばかりの娘の姿を見て、憑《つ》き物《もの》が落ちたような感じがしました。

「死ぬほどうれしい」とよく言いますが、それは嘘です。こんなにかわいく、愛おしく、か弱そうな娘。私は死ねないです。生きたいです。娘が成長し、大人になり、私の手から離れる日まで生きたいのです。死にたいなんて考えていた、過去のネガティブな自分はどこにもいません。

二人の娘は私によく似ています。自分に似るのかなとの不安はありましたが、いらぬ不安でした。背を丸めテレビを観ている姿は、自分で言うのもなんですが、瓜二つなのです。無精子症とわかりすべてに自暴自棄だった自分に、父親が務まるのかなという心配もありました。それもいらぬ心配でした。辛く、哀しい経験をしているからこそ、娘たちに真剣にぶつかることもできます。

無精子症がわかり、辛い日々を送っておられるあなたへ。運命は変えられます、必ず。諦めてはダメです。人より辛い思い、経験をしている分、あなたはきっと幸せになれます。

最後に、大切なことは周囲への感謝の気持ちを忘れず、とくにパートナーに感謝するということです。男は弱いです。そんな弱い男を助けて運命を共にし、辛い治療をしてくれたパートナーには感謝しかありません。

無精子症でなければできなかった経験

小島はなさん・妻・三〇歳

【患者】信之・原因不明無精子症・三二歳

【提供者】実父・五七歳【現在】一子

私たちは身内からの精子の提供を頭に入れつつ、三回目のTESEに臨みました。やはり精子は見つかりませんでしたが、やれることはやりました。一回でも大変な手術を、夫は三回もがんばってくれたのです。ただただ「ありがとう」と感謝の気持ちでいっぱいでした。こうして私たちは、父親からの精子提供及び体外受精に挑戦することになったのです。

時々、二人でこれまでの道のりを振り返ることがあります。そのとき、必ず言っている言葉があります。それは「諦めなくてよかった」ということ。もし、諦めていたらこの子に出会えなかった。こんなにかわいい寝顔を見ることも、抱っこするのもできなかった。無精子症と告げられてから、辛い日々はたくさんありました。しかしそれだけでなく、いいこと？　もあります。無精子症でなければできなかった経験があります。もちろん、無精子症で良かったわけではありませんが、おかげで命の大切さを学ぶことができ、人としても大きくなれたような気がします。

この治療を行うにあたり、夫婦でたくさん話をし、面談や課題を通してたくさんのことを学んだと同時に夫婦の絆も深めてきました。この深い絆さえあれば、この先何があっても乗り越えられると信じています。そして何より夫婦で決めたことだから、私は胸を張ってわが子は夫と私の子と言えるのです。

子どもにとってパパは夫でママは私。提供してくれた義父はおじいちゃんで、義母はおばあちゃん。何の違和感もなく自然なことです。大切なのはどのようにして子どもを授かったのではなく、どのように子どもを育てていくのかということだと思うのです。

無精子症を抱える夫婦に対して、世間の理解はまだまだ不足しているように思います。身内からの精子の提供に関して、家族関係が複雑になるなどと言う人がいます。しかし、何も知らない他人に、勝手に人の幸せを否定されたくありません。私は今とても幸せ。夫と一緒に子育てできて幸せ。たくさんの幸せで溢れています。だから子どもも幸せなはずです。

以前、「実際生まれてみてどう?」と聞いたことがあります。

「自分の子としか思えない。本当にかわいい」

私はその答えがとてもうれしかったです。

私はこれからもずっと、これ以上ないくらい大きな愛でわが子を育てていきます。

おめでとうでなく、ありがとう

堀田千春さん・妻・二九歳

【患者】俊輔・46, XX精巣性分化疾患・二八歳

【提供者】実父・五一歳【現在】一子

息子はお互いの親にとって初孫にあたり、溢れんばかりの愛情が注がれ、すくすくと成長しています。

息子を授かるまでの道のりは波乱の日々でした。「ご主人には精子が一つもありません。無精子症です」と淡々と告げた時の医師の顔、その場の空気は今も夫婦ともに忘れることができません。予想もしていなかった、まさかまさかの検査結果に頭が真っ白になりました。人生最悪の日でした。

少し時間が経ってから、夫から離婚を切り出されました。このとき初めて、「一番傷ついて

いるのは夫なんだ。夫は何も悪くない。なのに、夫を傷つけ悲しませているのは自分だ」と気づきました。そして、「私は、ただ子どもが欲しかったわけではない。夫との子どもが欲しかった。夫と一緒に子育てがしたい。私も母親になりたいし、何より夫を父親にしてあげたい」と思うようになりました。

諏訪マタニティークリニックでの治療は楽なものではありませんでした。ようやく小さな命を授かり、妊娠の報告を夫や家族みんなにできたときにはうれし泣きでした。

現在は毎日子育てに奮闘しています。新米パパママにとって、子育ての悩みは周りの友達と何も変わりません。イライラしてしまうこともあります。それも同じです。わが子を産んで思うのは、産むことよりどう育てるかが大事ということです。その言葉の重みをひしひしと感じています。

先日、県外に住む夫の祖父母に息子をお披露目《ひろめ》する機会がありました。祖父は私たちが結婚した当初からひ孫に会えるのを楽しみにしてくれていました。なかなか子どもができないのを心配する祖父母には、不妊症治療をしていることを伝えていました。祖父が私に最初に言った言葉は、「ようがんばってくれたな。本当にありがとう。ありがとう」でした。おめでとうでなく、ありがとう。祖父のその言葉は、とてもうれしいものでした。夫以外の人から「ありがとう」と言われるとは思ってもいませんでした。祖父の優しさに涙が出そうになりました。

産まれたばかりの小さなわが子ですが、私たち家族にとっては大きな、大きな存在です。みんなの幸せと笑顔の中心です。私は、私たちのもとに生まれて来てくれた息子を何があっても守り幸せにしたいと思います。

「普通の家族」になっていく中で考えたこと

上原紀子さん・妻・三二歳

【患者】康・原因不明無精子症・三八歳
【提供者】実兄・四九歳【現在】二子

私の家族は、夫と、いたずら盛りの長男とまだまだ小さい次男の四人家族です。スーパーやモールに買い物に行くと、目の離せない長男をしょっちゅう叱りながらベビーカーを押している、周りから見ればどこにでもいるごく「普通」の家族です。そんな私たち夫婦が、とても傷つき苦しんで長く暗い「特別」な道のりを経て手に入れたもの、それがこのなんの変哲もない「普通」の家族の姿です。

結婚して、子どもは望みさえすればすぐに授かれるものだと思っていた私たちに突きつけられた現実は、夫の〝無精子症〟でした。

無精子症は〝目には見えない障害〟だと思います。それに対して、力になってくれる身内がいた。義兄からの精子の提供による治療に踏み切ることになったその決め手は、私の父親の「子どもをもつということで何が一番大切かと言ったら、誰の子どもを産むかということよりも、誰と子どもを育てるかだと思うよ」という言葉です。両方の親や兄弟が話し合い、協力して、力になってくれました。

それがどんなに素晴らしいものだったか、身をもって私は体験しました。私たちの子どもは、望まれて望まれて、生まれて来ることができたと胸を張って言えます。それでも、いよいよ出産となったその時に、わが子はどんな顔をしているんだろう？　誰に似ているのだろう？　そんな不安がよぎりました。出産後は、子どもが大きくなり自分の出生について知り、それで傷ついたりしたらどうしよう？　などと将来への心配がまったくなかったわけではありません。

それもこれもすべては、今の社会の中でこの治療がとても特別視されているからです。

自分たちの経験から、人に対しては否定も肯定もしてはいけない、ということを私たちは学びました。どんなことも決して他人事ではありません。いつ自分がどんな状況に置かれるかわからない。同じ立場になってみないと、その本当の辛さは絶対にわからない。悩み苦しんでたどり着いた答えは「その人の人生の一部」であり、他人はとやかく言うものではない。今、私たちの選択を否定したり意見する人に、こう問いたいです。

「もしも、あなたの子どもが無精子症だったら？　子どもでなくてもその夫が、または孫がそうだったら？　同じことが言えますか？」

私たち夫婦が「特別」な道のりの末に得た、「普通」の家族はかけがえのないものになりました。夫も何の違和感もなく、わが子を普通に愛し育てています。

いつの日か、私たちのとった選択が「特別」ではなく、「普通」に検討される社会になることを願ってやみません。

特別な子どもの親になる覚悟

窪田優里さん・妻・三二歳
【患者】純也・原因不明無精子症・三五歳【提供者】実父・六六歳
【現在】一子〈二人目妊娠中〉

私たち夫婦が無精子症とわかったのは結婚一年目のこと。ショックは大きかったですが、「次に進もう。止まっているのはもったいない」と言う夫の言葉のおかげでその先へ。繋がったのが諏訪マタニティークリニックでした。

もちろん、知識や親となる覚悟がこの時にあったわけではありません。しかし諏訪マタと繋がってから長い時間をかけて面談をしていただいて、そこでたくさんの本を読み、たくさん語り合い、たくさん家族でいろいろな感情を分かち合いました。

カウンセラーの渡辺さんには、「あなた方には、特別な子どもを授かる特別な親になるための覚悟をもっていただきたい」と言われました。

吉川先生との面談では、「この治療で授かった子は、これからの人生を生きていくうえでたくさんの傷を負い、たくさんの痛みを味わう可能性が通常の妊娠で生まれてくる他の子どもたちよりも大きい。だからこそ、たとえどんな悪意にさらされても、それ以上の幸せやそれ以上の愛情をもって、家族として子どもを守り抜く必要性がある」という言葉をいただいて、その重みを噛みしめました。さらに「私たちができることであれば、全力で協力をします」と言ってくださり、安心感と心強さを感じました。

院長先生との面談は、「物事をネガティブに捉えるかポジティブに捉えるかで、その後の展開が変わってくると思うんです。今の大変辛い状況も、後から振り返ったらいい経験をさせてもらったと思えるかもしれません」という力強い言葉から始まりました。「ご主人の症状は誰のせいと言えるようなものではありません。何か自分が怠けていたり、努力しなかったりしたことともまったく違う。どうか悲観しないで」と。今まで周りに負い目ばかり感じてしまい、なんで私たちだけ、どうして、と何度も繰り返し考えてきたので、こんなにもはっきりと、自分たちは全然悪くない、堂々としていていいんだ、と全肯定の言葉をかけていただいたことに驚きとうれしさが込み上げました。

家族みんなが「あなたが生まれてきてくれてよかった」と口をそろえて話し、この子自身が「生まれてきてよかった」と思えるような子育てをしよう。「この人たちが両親でよかった」と、わが子に心から言ってもらえるような親になろう。どんな家族にも負けない、「愛情いっぱいの家庭」で居続けよう。半年近くの面談を経て、私たち夫婦と家族はこんな気持ちに至ることができました。

妊娠がわかり、毎日お腹に二人で話しかけました。「私たちのところに来てくれてありがとう」と。夫は毎晩お腹を触り、絵本の読み聞かせをしました。この子のおかげで、私たちはどんどん「親」にさせてもらっているのを実感しました。そして、出産。産声を聞いた時には、部屋に響き渡るほどの喜びの歓声を上げてしまいました。わが子を胸に抱き、今までの苦しみや、悲しみを超える喜びが一気に湧いてきました。

夜、夫は私とともに授乳のたびに一緒に起き、おむつ替えや抱っこをします。今までけんか一つしない私たち夫婦でしたが、子どものこととなると、涙ながらに言い合いになることもあります。そのたびに、私たちは「家族」になっていきます。

この病にならなければ、出会えなかったわが子、気づけなかった当たり前の尊さ、そして夫婦・家族の繋がり。今思うことは、この病でいいか悪いかと、そんなレベルでの話ではありません。私たちは、自分たちのもった「覚悟」を貫き、今を、これからをこの子のために、先に繋がる家族のために、たくさんの愛情を注ぐというさらに強い「覚悟」をあらためてもち、子育てをしていきます。そんな子育てをすることができる幸せを痛感しています。それが、現時点での私たち家族のこの病に対する答えなのです。

生まれてきてくれて、産んでくれて、ありがとう

関本　駿さん・原因不明無精子症・三一歳
【妻】のぞみ・三〇歳【提供者】実父・六七歳【現在】一子

私たち夫婦の子どもが生まれるまでにいろいろな出来事がありました。その出来事が、良かったか悪かったかに関係なく、私たちは今とても幸せです。私は今涙を流しながら文章を打っています。なぜかわかりませんが、このタイミングで流れ出てきました。この涙は、喜びの涙、感謝の気持ちから溢れ出た涙です。

諏訪マタニティークリニックを卒業した後、お腹の中ですくすくと育つ新しい命に感動させられっぱなしで、十月十日をあっという間に過ごしてきました。さすが私たちの子、元気が良いなと定期受診のエコー検査の画像を見ながら思ったり、子どもの名前は何が良いだろうか夫婦二人で考えたり、新しい命は私たち夫婦にとても幸せな時間をくれます。そして、そのとき私の中には自分が無精子症だからどうといった感情は一切ありません。目の前の新たな命の前では、私たち夫婦はただただ父親であり母親なのです。

そう思えるようになったのは、無精子症という悲しい出来事があってから諏訪マタに出会

い、現実としっかり向き合い、夫婦と家族で乗り越え、諏訪マタに支えてもらいながら、一歩一歩前に進めてきた道程があるからだと思います。

ちょうど、二年前私は無精子症という高い壁を前に、これでは父親になれないと涙に暮れていました。でも、今日、新しい命が誕生し父親になり、喜びと感謝の涙を流しています。

生まれてきてくれて、ありがとう。

がんばって産んでくれてありがとう。

応援してくれてありがとう、家族のみんな。支えて、応援して、導いてくださってありがとうございます。

のぞみ・妻・三〇歳

夫の文章を読み、産後の病室で何度も涙を流しました。これまで、ずっと側にいてくれてありがとう。ケンカして夫が涙ながらに無精子症に苦しむ胸のうちを伝えてきた時のこと、一緒に泣いたこと、一緒に喜びの涙を流した日のこと、一緒にここまで来れてよかった、そう思います。

子どもの名前は、産まれる前からいろいろ考えていました。二人であーでもない、こーでもない。なかなかこれ！　と思える名前が思い浮かびませんでしたが、唯一意見が一致した名前がありました。人と人との出会い、繋がりを大切にし、周りの人を温かく包み込むような人であってほしい。そんな思いも込めてその名前をつけました。

一二月二四日、クリスマスイブの日。夫の両親が赤ちゃんに会いにきてくれました。クリスマスだからといって特別なことはしませんでしたが、赤ちゃんを囲んでとても温かく優しい時間を過ごせました。無事に元気に産まれてきてくれたことを心から喜び、大切に想ってくれていることが二人の表情からうかがえました。わが子の成長を温かく見守ってくれる家族がいる。感謝しかありません。

悲劇に感じていたことが、感謝に変わり、そして今は「愛」に変わろうとしています。人生は本当に不思議です。

第3章 家族とは、夫婦とは

こうのとり相談室では、2003年3月の開室以来24組28人の特別養子縁組のお手伝いをしてきました。そのうち、無精子症が原因で養子縁組の選択をしたご夫婦は4組でした。

無精子症の方々の治療に取り組んでいる医療現場で、この先の人生の選択肢として養子縁組という言葉を挙げることはあるものの、養子縁組への具体的な情報を提供でき、その道に繋がる可能性を積極的に示せる機関はまだまだ少ないのではないかと思います。

＊患者、家族の氏名はすべて仮名です
＊年齢はクリニックで治療を開始した際の年齢です
＊妻・実父・実母・実兄・義姉は患者との続柄を表します
＊【現在】は手記執筆時の治療状況、家族状況を表します
＊手記の多くは院内情報誌『ＴＯＳＳ（トス）』や『「ここテキスト」精子提供による非配偶者間体外受精』などに掲載されていたものです。掲載にあたり編集し直しています

第1節　養子を迎える（特別養子縁組）

〝血縁がない〟から平等に愛せる

金子奈津子さん・妻・三四歳
【患者】稔・原因不明無精子症・三四歳【現在】特別養子縁組

結婚してそろそろ二年が経つ頃、無精子症であるとの診断が下されました。以前からインターネットなどを通じ、諏訪マタニティークリニックのことは知っていました。夫の両親は離婚し、義父との関係は途絶えているため義父からの精子の提供は望めません。しかし、夫には弟がいることから義弟からの提供はどうだろう？　と話し合いました。

メールでの問い合わせの後、カウンセラーの渡辺さんから電話が入り、兄弟からの精子提供の現実について教えてもらいました。その話を聞いて、私たちが子どもを授かるにあたってその周りで起こり得る問題を度外視していたことに気づきました。そうだとしたら、私たちはこれからどうしていったらいいのか。早速クリニックを訪ねることになりました。

義弟から提供される精子で行う体外受精、匿名の第三者が精子提供者の人工授精（ＡＩＤ）、養子縁組について私たちが思うところを話し終えると、渡辺さんはこう言いました。

「三つの選択肢の中で養子については、これまで何の情報も入っていないということのようですね。お話をうかがっていると、とても血の繋がりにこだわっておられるようですが、血の繋がりって一体何だろうと考えていただける機会になるよう、今日はお話をさせていただこうと思います」

そうして、特別養子縁組の流れ、里親[★1]になるために考えなければならないことや必要な覚悟、これまで特別養子縁組をされた元患者さんについて、写真も見せながら、じっくり話してくださったのです。そして話の最後に、「なんとも偶然にこのタイミングで、年一回の里親バーベキュー交流会があるのですが、よかったら参加してみませんか？」とお誘いを受けました。

諏訪マタで養子縁組のお話を聞いてからバーベキューまでの一週間、私たちは今までにないくらいに子どもを持つことについて話をしました。これまでは、夫婦の間とはいえお互いに遠慮や気遣いが働き、言葉を選びながら言いたいことの半分も言えず、消化不良のまま終わることがほとんどでした。義弟からの提供精子による体外受精、ＡＩＤ、養子縁組の一つひとつをあらゆる角度から見つめ直し、きちんと向き合って話し合えた結果、養子縁組の選択肢が二人の未来の光となり、きらきらと輝き始めたように感じました。二人にとって「平等に血縁のない」子ども。でもその分、私たちは「平等に愛せる」のではないかと強く思いました。

そして迎えたバーベキューの日。私たちは〝これから特別養子縁組を検討する夫婦〟として皆さんに紹介していただきました。主催者のお一人に、「ここには何のタブーもありません。子どもたちも告知をされていますし、誰に何を聞いてもらっても構いませんから！」と言われました。どの家族もみんな「よくある家族」でした。また、なぜか不思議なほど顔がよく似ている親子ばかり。私たちはバーベキューからの帰りの車中、ずっと互いの感想をしゃべり続けていました。初めて二人が、同じ道を真正面から見据えて前向きに進んでいる気がしました。養子縁組を選択することに、少しの揺らぎもなくなった私たちでした。

それから、民間の養子縁組仲介団体への登録と児童相談所へ里親認定申請を行いました。いくつかの里親交流会の場へお邪魔したり、先輩里親の方々から直接お話を聞かせていただいたり、とにかく養子縁組に関する情報を集めることに力を注ぎました。普段からさほどアクティブな人間ではない私にしては、がんばったほうでしょう。一年以上経ったある日、夫の携帯に一本の電話が入りました。

「まだ気持ちは変わってないかい？」、民間団体の代表理事の方からでした。「はい、変わっていません」、そう返事をした夫に、数日前に生まれた女の子の話を聞かせてくれ、私たち夫婦に預けたいと思っていると言ってくださいました。

二日で赤ちゃんを迎えるための準備を整えて、赤ちゃんが待つ町へ向かいました。道中、思ったよりも時間がかかってしまったものの、無事に到着。代表ご夫婦への挨拶も済ませ、いよいよ対面です。緊張しながらドアを開けると、そこにはベビーベッドの中ですやすや眠る小さな赤ちゃんがいました。私たちの赤ちゃんに、ようやく出会えた！　そう思った瞬間、涙腺が崩壊し、赤ちゃんを抱いて二人で声を上げて泣いていました。

この子は確かに私のお腹から産まれてきていません。でも、私たちに出会うために生まれてきてくれたことは間違いありません。そして、この子に出会うために私たちのこれまでがあるのだと思います。

今、私たち夫婦は、毎日娘を慈しみながら育児を楽しんでいます。そして、少しずつ娘から「親」にしてもらっている気がします。この時間がとても愛しいです。娘には、ゆっくり大きくなってもらいたいと願っています。

この子らがいれば何もいらない

後藤　勇さん・精巣腫瘍・四六歳
【妻】みどり・三二歳【現在】特別養子縁組

今から十数年前、私は精巣腫瘍の末期で両肺、腹部リンパ節及び下顎《かがく》転移と診断され、右精巣の摘出《てきしゅつ》手術後、抗がん剤の治療で入院しました。手術から抗がん剤の治療にあたり医師からは、「通常は一か月ほど精子を採り貯めてから開始するのですが、あなたの場合はその時間がないのでお子さんは諦めてください」と説明を受けていたはずでした。なぜか当時のことが記憶にありませんでした。

記憶が蘇《よみがえ》ったのは、結婚し数年経っても妊娠の兆候が見られないため二人で話し合いをした時です。「お子さんは諦めてください」という言葉に、今更ながらはっとさせられました。とにかく私の検査をと思いましたが、妻からはダメな時も考えて特別養子縁組の話を並行して進めないかと提案されました。その通りだと思いながら、妻の言葉が力強くまたうれしく感じました。せっかくなら信頼できるところで検査をと思い、諏訪マタニティークリニックに行くことにしました。

まずは精液検査を実施しましたが、結果は無精子症。これで残る選択肢はＴＥＳＥ、ＡＩＤ、父からの精子提供（を受けての治療）です。「妻が望むことを最大限尊重する」「実父または他人の精子での治療を選択した場合は、妻のＤＮＡのことのみを考える」「〇・一％でも可能性があるのなら精子細胞を使って」といった考えが頭の中を巡っていました。

そんな気持ちを正直に妻に話すと、妻は「夫であるあなたの精子以外は考えられない」との返答、少し意外に感じつつも自分と同じ考えなのに感動しました。本音では私は、妻に私以外の精子で妊娠してほしくありませんでしたし、妻にしても私の精子以外で妊娠したくなかったのだと思っています。

早速、妻の採卵に合わせて一回目の精子回収の手術に挑みました。麻酔から醒《さ》めてから結果が出るまで本当にどきどきでした。結果は精子、精子細胞なし。かなり落ち込み相当のショックでしたが、もう一度挑戦したいと強く思いました。二回目の挑戦は、私の回復を待って三か月ほど経ってからでした。しかし、二回目も精子、精子細胞なし。できることはやった、これで心おきなく治療をやめられる、実父からの精子提供は選択肢から外れていたので、次のステップの養子縁組に進めるという気持ちでした。

不妊症治療と並行して、地元管轄の児童相談所に特別養子縁組の希望を伝えていましたので不妊症治療終了の報告とともに、里親として子どもを迎え入れたいと申し出ました。認定里親になる準備として、研修への参加、養護施設での実地研修と進み、里親の認定が下りました。ひと段落し、ほっとしたのも束の間、すぐに養子の話をいただきました。二年や三年待つのは当たり前と思っていた矢先でしたので驚きました。

初めて乳児院で会ったその小さな男の子は、初対面にもかかわらず私や妻の腕の中で笑顔を見せてくれ、とにかく「かわいい」の一言に尽きました。血の繋がり、ＤＮＡそんなものはどうでもよく、もしかしたらご先祖をたどっていけば血縁があるのではないかと今でも思っています。「何もいらないこの子がいれば」という思いでいっぱいでした。

息子が家に来てから六か月ほどして、家庭裁判所に特別養子縁組の申請をしました。数か月後晴れて息子はわが家の長男として戸籍に入りました。この時もっと感動するのかと思っていましたが、意外に冷静な自分がいました。血縁、戸籍、法律どれも形式的なもので、親子の絆や信頼とは別物であるように感じたからではないかと思っています。

それから四年の月日が経ち、子どもにはやはり〝きょうだい〟が必要ではないかと強く思うようになりました。長男の時と同様、年齢性別などは問わず、できることなら弟か妹になれる年齢の子を希望したところ、その日はまたしても突然にやってきました。

「生後一か月の男の子ですが、特別養子縁組を希望しています」と、児童相談所から連絡がありました。実際に話をいただくと、まずは長男が受け入れられるのかが一番の心配事となりました。

私と妻と長男の三人で面会することになり、その反応次第で話を進めることになりました。面会当日その子は、ベビーベッドで寝ていました。長男はその小さな手を握り、「かわいい」と満面の笑みです。しばらく様子を見ましたが、「今日一緒に連れて帰ろうよ」とその気満々の長男を見て、乳児院の方も児童相談所の担当の方も、「これなら大丈夫でしょう」と言ってくださいました。

すっかり忘れてしまった育児を、一つひとつ思い出しながらの生活が始まりました。長男はかわいい弟ができた喜びと、おとうさんおかあさんを取られてしまう悲しみが入り交じり赤ちゃん返りが出始めました。それでも弟ができたことがうれしくてたまらないようで、弟の面倒を一生懸命見ようとしてくれます。弟もそんなお兄ちゃんが大好きで、少々雑に扱われたり痛い目に遭ってもにこにこしています。

数か月後、特別養子縁組の手続きを経てわが家の次男となったその子は、おおらかな性格で大食い、少し発達が遅れ気味かなと思いますが、元気いっぱいわが家の一員として暮らしています。

★１　里親制度と養子縁組

様々な事情で家族と暮らせない子どもを家庭に迎え入れ、温かい愛情と正しい理解を持って養育する制度である。里親には「養育里親」「専門里親」「養子縁組里親」「親族里親」がある。里親となるためには特別な資格を必要としないが、自治体などによる研修を受け里親登録を行う。

「養子縁組里親」は、養子縁組（基本的には特別養子縁組）を前提として子どもを預かる里親である。ただ、養子縁組を希望する夫婦は、民間団体を通じて子どもの斡旋を受ける場合もあり、すべてが養子縁組里親とは限らない。養子縁組里親は児童福祉法に、特別養子縁組制度は民法に規定され、制度自体が異なる。

養子縁組には「普通養子縁組」と「特別養子縁組」がある。普通養子縁組は、戸籍上において養親《ようしん》とともに実親《じつおや》が併記され、実親と法律上の関係が残る縁組形式であり、特別養子縁組は、実親との法的な親子関係を解消し、実の子と同じ親子関係を結ぶ制度である。特別養子縁組は実父母《じつふぼ》の同意が必要であり、養親は原則二五歳以上で配偶者がある者、養子は原則一五歳未満などの条件がある。養子縁組が成立するまでは里親として育てる。

養子縁組を仲介する機関としては、児童相談所と民間の支援団体がある。児童相談所に仲介を依頼した場合、養親となる夫婦の研修、審査、仲介などに関わる費用及び子どもの委託までの保育料などは公費で賄《まかな》われる。ただし、事前に里親登録をしておく必要があり、また、子どもと養親との年齢差は四五歳以下とされている。概して乳児は少なく、一～二年ほど乳児院などの施設で預かったのちに委託となることが多いとされる。一方、民間団体が仲介する場合は、妊娠期からの支援や面接審査などの費用を養親側の負担とする団体がほとんどで、委託される子どもの年齢は新生児や乳児が多い。

第2節　夫婦で生きる

最後に先生がかけてくれた言葉

望月修司さん・原因不明無精子症・三六歳
【妻】朋子・三八歳【提供者】実父・六〇歳【現在】治療終焉

私の精子に問題がある。それを知ったのは二七歳の時でした。私の身体的な問題が原因で不妊症治療をしなければならなくなってしまったことに、妻に対して申し訳ないという思いが募りました。離婚も何度も考えましたし、妻のことを考えるとそのほうが良いとも思えましたが、そうはしませんでした。

私たちの不妊症治療は九年ほど続きました。最初の六年は、精子細胞での治療でした。一回目の精巣生検で採れた精子細胞は、凍結保存容器で一五本。そのすべてを使い切ると、担当の先生に無理をお願いして二回目の精巣生検を行いました。しかし、妊娠反応が出たことは一度もありません。

精子細胞での治療の難しさを実感した私たち夫婦が、母から諏訪マタニティークリニックを教えられたのは三三歳の時でした。その治療の特性から、夫婦お互いの両親の理解や協力が不可欠であることを知り、十分に話し合った私たちは、希望をもって次の治療に切り替えることを決めたのです。

自宅から諏訪マタまでは、車で六時間ほどかかりました。電車でも長い時間を要し、また、道中での妻の不安や身体的な変調の可能性を思うと、絶対に一人では行かせたくありませんでしたし、それは最初から決めていました。いつも私が車を運転して連れていくために、勤務先にも理解と協力をいただけたことには心から感謝しています。

診察の時には、前日から移動しました。仕事が終わるとそのまま運転して夜一一時頃に諏訪に着き、ホテルに泊まって病院に行くというような流れでした。診察の翌日に仕事がある時もありましたので、診察が終わったらすぐにまた六時間かけて帰ることもしばしばです。私たちの事情に合わせて仕事の休みをもらっている分、連続勤務が長引くこともありましたし、仕事を終えてからの六時間の運転はとても疲れ、眠たくて仕方がない時もありました。

しかし、片道六時間の運転を苦痛に思ったことは一度もありません。希望があったからです。道中のインターでおいしい物を食べたりと楽しんでもいました。妻がいつもがんばってくれている姿を見ていると、私にできるのは、安全に病院に連れて行き、そして無事に家に連れて帰ることでした。

ただ、妻が辛い治療を受けても、代わってあげられないもどかしさがあったことは確かです。それだけに、採卵のため長期滞在となる時は、寂しさを紛らわせてあげたくて、仕事が休みの日にサプライズで突然諏訪に行ったりもしました。

治療が長くなるにつれて、妻は仕事で悩むようになりました。個人的な事情で職場の仲間たちに負担を強いていることが心苦しかったようです。二人で何度も話し合い、妻は仕事を辞める決心をしました。

しかし、治療を切り替えても、妊娠することの難しさを実感せざるをえませんでした。四回の採卵と顕微授精で父親の凍結精子も使い切り、凍結している受精卵が最後になった時、「今回がダメなら終わりにしよう」と二人で話し合いました。諏訪マタで治療を始めてから三年が経った頃です。

両親は、まだ治療を続けたいなら協力する、と言ってくれていました。しかし、父親の年齢を考えるに、再び精子を採取するのも簡単ではありません。金銭的な事情もありました。

最後の胚移植の結果は……着床もしませんでした。受け入れがたい現実でした。

吉川副院長の「まだ可能性はあります」というお言葉は、とてもうれしかったです。先生から、もう諦めたほうが良いと言われるかもしれないと思っていましたから。

でも、私の決意は変わりませんでした。妊娠判定の結果をカウンセラーの渡辺さんに伝えた時、私は「今回で治療をやめます」と話しました。話しながら、小さな体で何度もがんばってくれた妻の姿が思い出され、感謝の気持ちで胸が熱くなり、涙が出ました。

次にまた治療をしても、子どもを授かれるかどうかは誰にもわかりません。もしも、子どもができても安全な出産ができるかどうかもわかりません。出産の時に妻の命か子どもの命を選ばなければならないなら、私は迷わず妻を選びます。妻は、もしそういうことになったら、やっとやっと授かった命だから子どもを選ぶようにと言いました。しかし、私の人生にとって、妻が必要です。

ただただ、無事にここまで治療ができたことに感謝します。やれることは十分にやった。そういう思いになれました。

養子縁組についても考えてはいますが、すぐにという気持ちにはなれません。養子縁組で子どもを授かったとしても、育てる責任はとても重いものです。簡単に決められません。そう思えるようになったことも、子どもを産むために努力を続けた九年間で私たちが学んだ大切な事の一つかもしれませんね。

ただ、かわいい赤ちゃんを見るたびに、悲しみとうらやましさで胸がいっぱいになります。

朋子さん・妻・三八歳

不妊症治療を始めた最初の六年間、私たちはわずか数パーセントの可能性を信じてがむしゃらに治療をしてきました。しかし、一三回もの採卵をしながら結果は出ず、また、先生やスタッフの方々と親密な関係を築ける機会もないままで、精神的にも辛く長い治療期間でした。

私が三七歳の時、諏訪マタに移りました。年齢的にも問題ないと自分では考えていましたし、もしかするとすぐに妊娠できるんじゃないかと思っていました。

諏訪マタで治療を始めると、一回目の胚移植から着床しました。また、生化学的妊娠が認められたこともありました。そのたびに私は「これなら大丈夫」という思いを強くしていったのです。しかし、これまでに様々な治療をし過ぎたからなのか、年齢的なものなのか、それから二年くらい経った時に、「もしかすると妊娠できないかも」と思い始めました。

その一方で治療の継続が、仕事をしていた私の生活環境にも影響を及ぼすようになります。採卵のたびに一か月のお休みをもらうのですから、職場に戻れば誰よりもがんばらなければと思っていました。休む理由は、上司や親しい同僚には説明してあります。一九年間働いてきた職場は、人間関係も良好で、忙しいながらも皆が温かく私の事情を受け入れてくれました。しかしそれだけに、妊娠判定の結果がダメであったことを職場に報告することがとても辛くなりました。

私は精神的に追い込まれるような気持ちになっていきました。「みんなにどう思われているだろう」と人目をとても気にするようにもなりました。そうして、退職を考えるようになったのです。ちょうど四〇歳の誕生日に退職しました。精神的に限界でした。

退職して、職場への気兼ねもなく通院できるようにはなりましたが、一回分残っていた凍結精子でできた受精卵は、医師からも凍結保存を勧められる状態ではありませんでした。それでも移植できる可能性に賭けて凍結を決め、二か月後に移植しました。着床はしませんでした。

吉川副院長は、私たちの気持ちを察したようにこう言葉をかけてくださいました。

「着床は何回かしているので、まだ可能性はあると思います。もう一度挑戦しようと思うなら治療させていただきます。家族でよく考えてみてください」

自分たちにまだ可能性があるように感じられ、本当にうれしい言葉でした。これでやめようと思っていた心が揺らぎ、続けたい気持ちになりました。あと一回がんばってみたら子どもができるかも、という思いが湧き上がりました。

結果を渡辺さんに伝えに行く時も、治療をやめるか続けてみるかについて、帰宅してからもう一度ゆっくり考えようと実は思っていたのです。しかし夫は、「これでやめようと思います」と渡辺さんにすでに伝えていました。

治療を終了する方向で話は進み、根津院長から素敵な諏訪湖の絵を記念にいただきました。本当に素晴らしい作品でうれしかったのですが、一方で「本当にこれで最後になるのか」と私は複雑な気持ちでした。

帰り道の車の中で、私は「これで良かったのかな」とずっと考えていたように思います。夫もそんな私の気持ちを察してくれていました。

私自身もう一度よく考えてみました。お義父さんの凍結精子がなくなった今、自分だけの思いで治療は続けられない。お義父さんやお義母さんも引き続き協力してくれると言ってくれているけれど、もうここで終わったほうがいいのかな。十分な回数分の凍結精子もあったのに、それを使い果たして子どもができないのは、それが私たちの運命なのかな。そう思うようになったのです。

ただ、この先、寂しい人生になるのかなとふと悲しくなりました。

夫はいつも、「今日も一緒にいてくれてありがとう」と言ってくれます。

もう諏訪マタに行くこともないと思うと、とても寂しいです。

手に入れられないものより、手に入れられた幸せを

柴田雅紀さん・精巣腫瘍・三九歳

【妻】一恵・三九歳【提供者】実父・七〇歳【現在】治療終焉

諏訪マタニティークリニックにて行っていた、実父からの提供精子による体外受精を終了して、四年が経ちました。ここに至るまでの経過を、一旦振り返っておきたいと思います。

私は、三〇歳のときに精巣腫瘍のステージ4であることがわかりました。精巣自体で腫瘍は大きくならず、転移先で大きくなったケースであったため、発覚した時点でかなり腫瘍は大きくなっており、正直、腫瘍の大きさからとても完治するとは思っていませんでした。病院の皆様の適切な治療のおかげで一年の治療の結果、無事退院できました。ただその一方で、抗がん剤治療の副作用によって、生殖能力を失いました。治療における優先順位に関する私の判断から、精子保存のタイミングを逸していたのです。

その後、妻はその状況を踏まえたうえで、私と結婚することを決断してくれました。もちろん、可能性は低いものの、造精能力の回復にも希望を持っていました。このあたり、いま振り返ると判断が甘かったと思います。もっと早く不妊症治療に本腰を入れることもできたのにし

なかったのは、今も時々意識の表層にのぼる悔いです。

その後、退院後五年を経過したことを機に、生殖能力の自然回復を断念して、第三者からの精子の提供を含む男性不妊症治療の情報を集め始めました。その時に感じたことは、やはり不妊症治療は女性が対象になる分野であり、男性不妊症の情報が非常に少ないこと、また実際にクリニックを訪問するにしてもやはり女性が対象であることでした。無精子症の治療を行っている医療機関をなんとか見つけ、外科的に精子の採取を試みてもらいましたが、残念ながら採取できず、他にどのような選択肢が残されているかというところで行き詰まってしまいました。

妻と相談した結果、第三者からの精子の提供も念頭に、不妊症治療で取り得る選択肢はすべて挑戦し、後悔のないようにしたいと決めました。しかし訪ねた医療機関では、対応できないと簡単に告げられ、相談にさえ乗ってくれないという印象を受けました。限られた医療資源の配分に私は漏れてしまうということを、あらためて突き付けられたということです。ここに至って、アクセスにかなり時間がかかることから相談することを躊躇していた諏訪マタに連絡をとったのです。その結果ようやく具体的な見通しがついたのです。それだけで問題が解決したような気分になりました。

こうして家族から精子の提供を受けて、足かけ三年間（三九歳から四一歳）の治療に入りました。当初、不妊の根本的な原因が私にあることから、体外受精を行えば問題なく妊娠できると考えていましたが、そんなに簡単なものではなく、なかなか思うような結果は出ませんでした。三時間の道のりを気持ちの上下とともに――行きは期待を持って諏訪に向かう時間、帰りは残念な気持ちを落ち着かせながらの時間として――、過ごした三年間でした。治療期間中、一度の着床確認があり、その後流産がわかるまでの二週間は、希望に包まれた幸せな時間でした。今もたまに、生まれたかもしれない子の年齢を想像して、「亡くなった子の歳を数える」ような気分になることがあります。

三年の間、妻には私よりずっと大きな肉体的な負担、精神的な負担を背負ってもらいました。彼女には感謝しかありません。結局は目標を達成できませんでしたが、選択肢があるかぎりできるだけのことをしたとの思いですし、諏訪マタにて不妊症治療を支援してもらうことに決めたこと、またその後の経過に関しては、一片の悔いもありません。妻と行き帰りの高速で、希望と失望を共有できたことは私の大きな財産です。

一恵さん・妻・三九歳

闘病期間も見守ってきましたから、夫にがん再発のリスクがあること、精子をつくる機能が回復せず子どもを持てないリスクがあることはわかっていました。ですので、結婚してからも、子どもができなくても仕方ない、今、元気に生活できていることこそ幸せと思っていました。

それでも、子どもをもつことへの希望をまったく失っていたわけではありません。がん治療の予後観察を続ける中で、精巣機能が回復する可能性はゼロではないことを伝えられていましたので、あせらず自然体でいれば、いつかは妊娠できる日が来るかもしれないと漠然とした希望を持っていました。

がん克服から五年が経ち、ほぼ再発することはないだろうと家族みんながようやく安心できた頃、私は三七歳になっていました。当時は、結婚前から勤務していた会社で仕事を続けていましたし、勤務しながら法科大学院で法律の勉強もしていました。また、夫もがんを発症する前と同じようにフル稼働で働いていましたから、お互い忙しく毎日を過ごしながらも、休日には一緒に食事や買い物に出かけたり、旅行を楽しんだりしていました。

しかし、私が三八歳になったとき、ふと、このまま二人で年を重ねていったとき、私は子どもを持つためになんの努力もしなかったことを後悔しないだろうか？　という思いが湧き上がってきました。私自身、妊娠するにはギリギリの年齢かもしれないうえに、夫の精子ができるようになるのはもう難しいのだろうと気づいていました。ならば、二人とも子どもを持つことを本当に諦めるのか、可能性があるのであれば、最後の挑戦をするのかしないのか、はっきりさせる必要があると思いました。そして、夫婦で話し合った結果、義父の協力を得て、私の三九歳の終わりから義父からの提供精子による体外受精を行うことにしたのです。

自宅から片道三時間近くかかる諏訪マタへの通院は大変でしたし、結果が出ないときは、これまで経験したことのない無力感を感じ、辛いものでした。それでも、妊娠が期待できる年齢から逆算すると、残り少ない時間を無駄にはできないと思い、治療のサイクルを一度も空けることなく、可能なかぎり治療を続けました。その支えとなったのは、担当の先生やカウンセラーの方の心からの応援の気持ちが感じられたこと、夫が常に協力的で自分のこととして一喜一憂してくれたこと、結果が出なくても義父母が常に励ましてくれたこと、会社が不妊症治療に理解を示してくれ、勤務形態に配慮してもらえたことなど、多くの恵まれた環境にあります。

結果として、三年半にわたる不妊症治療の中で、五回の妊娠陽性反応が出ましたが、結局、妊娠を継続することができませんでした。

これが最後と決めた不妊症治療の判定の日、妊娠の陽性反応が出なかったとき、二人とも残念な気持ちでいっぱいでしたが、その反面、これまでに支えてくださったすべての方と誠意に満ちた治療に心から感謝することができました。やれることはすべてやったとの思いです。

通常の生活に戻ってからも、夫はがんを再発することなく、食欲も旺盛で風邪一つひかず元気に毎日を過ごしています。また、仕事面では、年齢的にも夫婦ともに、重要な役割や責任を負う立場となりました。

それでも子どもがいないゆえの負の感情が、折にふれ湧き上がってくるのは仕方ありません。年末年始の休日にお互いの実家に帰省したとき、子ども中心の時間を過ごす（義）きょうだい家族やうれしそうに孫の世話を焼く（義）父母を見ると、いたたまれない気持ちになります。また、会社の同僚が子どもやママ友の話で盛り上がっている時など、なんとなく居心地悪く感じてもしまいます。だからといって、自分自身の存在価値を見失うようなことは、今はありません（不妊症治療中にはそんなこともあったかもしれませんが……）。それは、不妊症治療に挑戦し、やるだけのことはやりきったという自負があるからだと思います。

人生は、がんばればすべて願いが叶うものではありません。おそらく、多くの人が幼い頃から多少なりともなんらかの挫折を経験し、実感していることでしょう。子どもができなかったことも、そのうちの一つに過ぎません。

だったら、叶わないものを望んで嘆くのではなく、それ以上に手に入れたもの、手に入れられる可能性のあるものに目を向けたほうが、幸せではないでしょうか。今、夫婦二人、健康で仕事もあり、生活に困ることなく、自由な時間を過ごすことができるというのは、なんと幸せなことかと感じています。誰に気兼ねすることなく、好きなことをして楽しく生きていきたいと思っています。

参考文献

［書籍］
石川智基『男性不妊症』（幻冬舎新書）
石原理『生殖医療の衝撃』（講談社現代新書）
柴原浩章編著『はじめての精子学』（中外医学社）
柘植あづみ著『生殖技術と親になること――不妊治療と出生前検査がもたらす葛藤』（みすず書房）
吉村泰典著『生殖医療の未来学――生まれてくる子のために』（診断と治療社）

［論文等］
「アクター」としての非配偶者間人工授精（ＡＩＤ）児―新聞記事の分析を通して―
https://www.jstage.jst.go.jp/article/kantoh/2015/28/2015_52/_pdf/-char/ja
生殖補助医療の提供等に関する法整備の実現と課題―生殖補助医療に関する民法特例法案の国会論議―
https://www.sangiin.go.jp/japanese/annai/chousa/rippou_chousa/backnumber/2021pdf/20210205210s.pdf
生殖補助医療を伴う親子関係事件における法形成――司法の役割と課題の一考察――
https://www.ritsumei.ac.jp/acd/cg/law/lex/hosei-21/001kitade.pdf

［その他］
倫理に関する見解一覧（日産婦、二〇二三年八月一八日更新）
https://www.jsog.or.jp/modules/statement/index.php?content_id=3
「無精子症という現実に向かい合った家族の歩み、夫の父からの精子提供という選択」（読売新聞、二〇二三年八月一日）
https://www.yomiuri.co.jp/medical/20230724-OYT1T50156/

真に寄り添えるのは、当事者同士
～患者会「襷」の活動軌跡～

諏訪マタニティークリニック こうのとり相談室
カウンセラー　渡辺みはる

二〇一七年（平成二九）発行の院内機関紙『TOSS《トス》』8号にFさんからこんな原稿をもらった。「無精子症を取り巻く環境を変えていくために患者一人ひとりの声を合わせて大きな声にしていきながら、諏訪マタニティークリニックと患者が〝合わさる必要〟がある。それを患者会と考えて立ち上げていきたい」。

このFさんの思いに賛同した無精子症の患者たちが同年一一月に当院に集い、一六人での患者会が発足した。仲間から仲間に思いを繋いでいく、それが駅伝のタスキをイメージさせるということから、会の名前は「襷（たすき）」とし、当院の治療を終えた家族たちの会としてスタートすることとなった。

日常的には掲示板で会員同士の交流を図ろうということで相談室の位置付けはオブザーバー、活動は患者中心で行う形とした。発足以降、近隣に住んでいるメンバーでの飲み会やBBQなどが催され、半年後には妻たちのグループも立ち上がって育児情報の交換などをし合うようにもなり滑り出しは順調だったのだが、残念なことに、顔を合わせたことのあるメンバーとそうでないメンバーとの間で意識の差が出てきてしまい、掲示板上での交流が難しくなってしまった。そんなことで「欅」の活動は約一年ばかりで中断となってしまった。

それから四年後の二〇二一年（令和三）五月オンラインでの、「告知をした元患者の話を聞く会」をきっかけに、今度は相談室主導のもとに〝新生欅〟が三四組のメンバーで再始動することになった。

活動の軸は

①メンバー同士の交流会や真実告知などの勉強会の開催
②治療を終えたメンバーがこれから治療に臨む患者の相談にあたるピアサポート
③無精子症に対する社会の理解を促すための啓発活動

とした。そして②の患者同士のピアサポートにつき積極的に関わってくれる仲間を募ってみたところ、三四組中の六人が手を挙げてくれた。しかもそのうちの四人は「欅」の初代メンバーでとても心強く思った。グループの名前は「後輩支援部Aチーム」と名付けられた。

Aチームが立ち上がってすぐに面談途中で悩みと不安がある夫婦が現れた。「話を聞いてくれる先輩（元患者）がいるが繋がってみたいか？」と尋ねたところ繋がりを希望したので、二組のAチームの夫婦にメールで支援をしてもらうことになった。「支援をする際にどんなことに気をつけたらいいのか？」と尋ねてくれたAチームの二組の夫婦に、私は「ただ彼らの前に存在してくれるだけで十分」と答えた。その結果、繋がりを持った双方の夫婦たちが「（相談する側も相談される側も）互いに成長できた」と言い、ピアサポートの有効性を十分に確認できることとなった。

二〇二二年（令和四）三月、当院での治療を希望して面談途中の九組の夫婦とAチーム六名との初めてのオンライン交流会を開いた。九組は、まだ問い合わせたばかりから第二面談まで終わっている組もあるなど段階は様々だった。当日のビデオのオンオフは自由とし、ニックネームにて自己紹介をしながらそれぞれからの質問と回答を繰り返す形で、交流は二時間半にわたり大変活発に行われた。

初めての試みではあったが、同じ無精子の患者と出会うことは、彼らにとって驚きと感動の連続であったようだ。

〈後輩談〉

オンライン交流会を通じて特に印象に残っているのは、「生まれ変わっても無精子症になってもいい」「無精子症になったからここまで夫婦や家族について考えることができた」という無精子症に対する前向きな言葉だった。

第三者の提供を受けてまで、わざわざ子どもをつくろうとすることはエゴだと思っていた。でも、どうしてもどうしても自分たちの子どもに会いたいと思ってしまう。「こんな形で生まれてくることを望んでいなかった」と子どもに感じさせないためには、〝特殊生殖医療によって親となる覚悟〟を持つこと、そのことを〝本気で考える過程〟が必要不可欠なのだと分かり、身が引き締まる思いになった。

人生遠回りをしたほうがいいこともあると聞く。まっすぐな道でなかったからこそいろいろなことを考えながら歩け、出会う人も得るものも多くなるのだ。夫婦で、家族で、これからのそんな「道のり」が楽しみになってきた。

〈Aチームの先輩談〉

支援に関わると自分の心も救われる感覚を持つのと同時に、当時のことを振り返ることができる。今まで自分たちに関わってくれたすべての方への感謝と、目の前の幸せをあらためて感じることができたことがとてもうれしく、ありがたい。

無精子症を告げられたとき、これからどうしたらいいのかなど情報もなく、聞ける人もいなくて、「あのとき仲間がいたらどれほど心強かっただろう」と思っていた。「襷」が立ち上がったときにすぐに入って、いまAチームにいる。後に続く仲間のために一肌脱いで支援にあたる、僕ら支援者側の同士たちの存在も自分にとってはとても大切なものなっている。

二回目のオンライン交流会は「同士としての気持ちの共有」として、後輩たちだけの集いとなった。九組が参加した。

無精子症が発覚してから今日に至るまでの気持ちを一人ひとりが話す場面では、参加者全員が泣いていた。無精子症と診断され、当院にたどり着くまでの経緯は皆それぞれなのだが、そこまでの思いに〝通ずるもの〟があるからこそ、他者の話に心打たれ、自身の思いがこみ上げ自然と涙が溢れた（共感ができた）のではないかと思う。

また無精子症においての「妻への負い目」についての議論も沸いた。

一人が「無精子症に対して負い目を持つということは、特殊生殖医療で治療をすることに対しても負い目を持つということで、ひいてはこの治療で生まれた子どもに対しても負い目を持つということに繋がるのではないかと思った。一切の負い目なく子どもを迎えるためには、まずは自分たちの（無精子症ゆえの）負い目をなくすことであり、そこではじめて夫婦の足並みも揃い、前へ進めるのではないか。今日はそんなことに気づける時間だった」と発言した。

その話には全員がうなずき、画面に並ぶ彼らの顔つきはキラキラしていた。

二〇二二年（令和四）三月から始まった「襷」のオンライン交流会は、二〇二四年（令和六）七月までの二年間で計一三回開かれた。

つい最近のオンライン交流会の最後に、「襷」のリーダーは画面に映る一七人の仲間たちに向かってこう言った。

「われわれはいつかのあなたなんです。意味わかります？　つまり、いつかの僕たちが今のあなたなんです。だからみんなこうして集まって、真剣に話を聞いて、助けてあげたいんです。一人じゃないいんだよって、教えてあげたいんだよね」。

当事者の気持ちに一番寄り添えるのは当事者に他ならない。そんなとき、支援者側であるわれわれにできることは、彼らの気持ちをずれなく「受け止め」「感じ」そして「寄り添う」ことだと思う。

無精子症カップルが子どもと出会うための医療行為の中の選択肢の一つとして、当院の実践がお役に立てば、と願っている。

解説 提供配偶子（卵子・精子）を用いた生殖医療をめぐる70年の歴史

はる書房編集部

医学界、社会の主な動き

日本における提供配偶子を用いた生殖医療の歴史は、一九四九年（昭和二四）慶應義塾大学病院で初めて「非配偶者間人工授精」すなわち提供精子を用いた人工授精（ＡＩＤ）により子どもが誕生したことに遡る。

「匿名の第三者（知らない他人）」からの提供であったため、提供者が誰か知ることはできないが、無精子症の告知を受けた男性とそのパートナーが子どもをもつことを可能にする治療として大きな希望となった。これまでＡＩＤによって誕生した子は一万人とも二万人ともいう。

一九八三年（昭和五八）、東北大学医学部附属病院で国内初となる体外受精による子どもが誕生、直後に日本産科婦人科学会（以下、日産婦）が会告「「体外受精・胚移植」に関する見解」[★1]を出した。その見解に対する考え方（解説）で、「体外受精によって治療を受ける夫婦

西暦	和暦	諏訪マタニティークリニックのあゆみ
1976	S51	［8 月］諏訪マタニティークリニック開院
1996	H8	［8 月］諏訪リプロダクションセンター開設 ［11 月］提供精子による非配偶者間体外受精 1 例目（無精子症患者の実弟から）
1998	H10	［11 月］患者の実父からの提供精子による非配偶者間体外受精 1 例目
2001	H13	［5 月］代理出産の実施を国内で初めて公表
2003	H15	［3 月］こうのとり相談室開設
2007	H19	こうのとり相談室による「特殊生殖医療」の窓口担当が本格化
2014	H26	［4 月］ここテキスト『精子提供による非配偶者間体外受精』刊行 ［7 月］根津八紘院長、第 32 回日本受精着床学会学術講演会にて「夫の実父からの提供精子による非配偶者間体外受精 110 組の妊娠率 86.4% について」発表 ［10 月］渡辺みはるカウンセラー、第 35 回不妊カウンセラー・体外受精コーディネーター養成講座にて「提供精子による非配偶者間体外受精の実際とカウンセリング」講演
2016	H28	［9 月］根津八紘院長、第 135 回信州産婦人科連合会にて「夫の実父からの提供精子による非配偶者間体外受精 160 組の妊娠率 88.8% について」発表 ［11 月］渡辺みはるカウンセラー、福井大学臨床看護学講座「卵子提供と精子提供の実際とカウンセリングについて」講演 ［12 月］渡辺みはるカウンセラー、AID で生まれた人の出自を知る権利を保障する研究会「非配偶者間体外受精の実際とカウンセリング」講演
2017	H29	［6 月］養子縁組家族と無精子症治療家族の合同親睦会　さくらんぼ狩り開催 1 回目（2019 年までに 3 回開催） ［11 月］諏訪マタニティークリニック無精子症患者会「襷（たすき）」発足
2018	H30	
2019	R1	
2021	R3	［5 月］襷学習会「告知のお話を聞く会」開催。新生「襷」始動
2022	R4	［6 月］『生殖障碍者支援法を !!』を刊行 ［7 月］根津八紘院長、第 40 回受精着床学会講演会にて「高齢者の精子と先天性疾患とは関係しない─60 歳以上の高齢者からの提供精子により出生した 229 例の子どもから─」発表
2023	R5	［3 月］患者会襷オンライン勉強会「テリングについて」「家族において血の繋がりの意味とは」開催 ［6 月］養子縁組家族と無精子症治療家族の合同親睦会　さくらんぼ狩り開催 4 回目

年表:提供配偶子(卵子・精子)を用いた生殖医療をめぐる70年の歴史

西暦	和暦	日本国内の医学界、社会の主な出来事
1949	S24	[8月] 慶應義塾大学病院で、国内で初めて非配偶者間人工授精(AID)により子どもが誕生
1983	S58	[10月] 東北大学医学部附属病院で、国内で初めて体外受精により子どもが誕生 [同月] 日本産科婦人科学会(以下、日産婦)が会告「体外受精・胚移植に関する見解」を発表
1992	H4	[1月] 日産婦が会告「顕微授精に関する見解」を発表 宮城県岩沼市で顕微授精により初めて子どもが誕生
1994	H6	[4月] 日本が「子どもの権利条約」を批准(条約への署名は90年9月)
1995	H7	MD-TESE(顕微鏡下精巣内精子採取術)の臨床実施
1996	H8	民間業者がインターネット上で提供精子を扱うバンクを開設
1997	H9	[5月] 日産婦が会告「『非配偶者間人工授精と精子提供』に関する見解」を発表し、AIDを認める
1998	H10	[10月] 厚生科学審議会先端医療技術評価部会の下に、「生殖補助医療技術に関する専門委員会」(以下、専門委員会)を設置
2000	H12	[12月] 専門委員会が「精子・卵子・胚の提供等による生殖補助医療のあり方についての報告書」を発表
2001	H13	[6月] 厚生労働省・厚生科学審議会生殖補助医療部会(以下、生殖補助医療部会)が発足 [4月] 法務省が「法制審議会生殖補助医療関連親子法制部会」(以下、親子法制部会)を設置
2003	H15	[4月] 生殖補助医療部会が「精子・卵子・胚の提供等による生殖補助医療制度の整備に関する報告書」を発表 [7月] 親子法制部会が「精子・卵子・胚の提供等による生殖補助医療により出生した子の親子関係に関する民法の特例に関する要綱中間試案」を発表
2004	H16	「特定不妊治療費助成事業」の創設により体外受精と顕微授精にかかる費用の一部を助成
2007	H19	[4月] JISART(ジスアート;日本生殖補助医療標準化機関)が提供精子による非配偶者間体外受精を実施したことを公表
2008	H20	JISARTが「精子・卵子の提供による非配偶者間体外受精に関するJISARTガイドライン」を発表
2009	H21	[3月] 日本生殖医学会が「第三者配偶子を用いる生殖医療についての提言」を発表
2013	H25	[11月] 自民党内に「生殖医療に関するプロジェクトチーム」が結成される
2014	H26	
2015	H27	[6月] 日産婦が会告「提供精子を用いた人工授精(DI)に関する見解」を発表
2018	H30	[8月] 慶應義塾大学病院がAIDの新規受け入れ停止
2019	R1	[2月] デンマークの精子・卵子バンク、クリオス・インターナショナルが日本での相談窓口を開設
2020	R2	[10月] 日本生殖医学会が「提供配偶子を用いる生殖医療についての提言」(2009年3月)の改訂を行う [12月] 生殖補助医療で出生した子の親子関係を明確にする民法の特例法(「生殖補助医療の提供等及びこれにより出生した子の親子関係に関する民法の特例に関する法律」)が国会で成立。施行は令和3年12月11日より
2021	R3	[4月] 国内初の民間精子バンク、株式会社みらい生命研究所が獨協医科大学の協力により設立される [6月] 日本産婦は提供配偶子を用いる生殖医療に関する検討委員会「精子・卵子・胚の提供等による生殖補助医療制度の整備に関する提案書」を取りまとめる
2022	R4	[3月] 第24回生殖補助医療の在り方を考える議員連盟総会において、「特定生殖補助医療に関する法律案(仮称)」(新規立法)のたたき台が提出される [6月] 日産婦、議連に「たたき台」への提案書を提出 [4月] 不妊症治療への保険適用開始
2023	R5	[11月] 第25回生殖補助医療の在り方を考える議員連盟総会において、「特定生殖補助医療に関する法律案(仮称)」のたたき台の改訂案が提出される [同月] 日産婦、議連に「たたき台改訂案」への要望書を提出

は、婚姻している夫婦とする」「正常に発育した受精卵は、それを採取した母体に戻すことを原則とする」との記載があったため、その後体外受精においては、配偶子（精子または卵子）の提供を受けることができないとされてきた。

一九八九年（平成一）国連で「子どもの権利条約★2」が採択され、翌年発効。日本は九〇年（平成二）にこの条約に署名し、九四年（平成六）に批准《ひじゅん》した。

「出自を知る権利」への注目

その第七条、第八条において「（児童は）できる限りその父母を知りかつその父母によって養育される権利を有する」「児童がその身元関係事項の一部又は全部を不法に奪われた場合には、その身元関係事項を速やかに回復するため、適当な援助及び保護を与える」と規定されている。この規定において精子や卵子あるいは胚（受精卵）などの提供による生殖補助医療によって生まれた子が、遺伝的な意味での父や母を知る権利を有することまで認めたものかは定かではない。しかし、世界各国の精子提供治療により生まれてきた子どもたちがその秘密主義と匿名主義を批判し、自らの出生の詳細や提供者について知りたいと主張したことで、「出自を知る権利」は（配偶子の）提供を受けての生殖補助医療とセットで議論されるようになった。

ＡＩＤ治療を行うにあたって医師は、提供者は匿名であること、ＡＩＤによって子どもを得たことを生まれた子に秘密にすることを、子どもを持とうとする夫婦に求めていた。

その後、時代の流れとともに生殖医療が広く知られるようになり、インターネット上で商業目的の精子売買などが行われるようになると、急きょ日産婦は精子の提供は営利目的で行われるべきでないこと、提供者は匿名とすること、婚姻している夫婦に限られることや、治療の記録の保存、実施施設を登録制とするなどの条件を初めて示した（会告「非配偶者間人工授精と精子提供」に関する見解」一九九七年〈平成九〉[★3]）。これによりＡＩＤは開始からおよそ半世紀を経て、正式な不妊症治療として認められたのである。

法制化の試みは頓挫

一九九八年（平成一〇）、諏訪マタニティークリニックが国内で初めての提供卵子による体外受精の実施を公表すると[★4]、「体外受精・胚移植」の会告に反するとして波紋を呼んだ。また同じ頃、ＡＩＤで生まれた子どもの父子の親子関係が焦点になった二件の裁判[★5]の判決が出た。生殖医療についての報道が増えていく中で、「国民的議論のもと（生殖医療をめぐる）国家的なルールづくりを急ぐべき」との声が高まった。そして日本でもＡＩＤで生まれた子らがマスメディアに登場し始める。

旧厚生省では一九九八年（平成一〇）一〇月、「厚生科学審議会先端医療技術評価部会」の下に「生殖補助医療技術に関する専門委員会」（以下、専門委員会）を設置し、生殖補助医療技術のあり方について検討を重ね、二〇〇〇年（平成一二）一二月に報告書をとりまとめた。★6ついで発足された「厚生科学審議会生殖補助医療部会」（以下、生殖補助医療部会）で、報告書の内容に基づく制度整備の具体化の検討を行うことになる。専門委員会の報告書は「必要な制度整備を三年以内（平成一五年中）に行う」よう求めてもいた。

法務省も動く。法制審議会の下に「生殖補助医療関連親子法制部会」（以下、親子法制部会）を設置して、生殖補助治療により生まれてくる子の親子関係についての法整備に向けて検討に入る。

二〇〇三年（平成一五）四月、生殖補助医療部会は、「精子・卵子・胚の提供等による生殖補助医療制度の整備に関する報告書」★7をとりまとめた。報告書を受けた厚生労働省（以下、厚労省）は法案提出の準備に入った。

また同年七月、親子法制部会は「精子・卵子・胚の提供等による生殖補助医療により出生した子の親子関係に関する民法の特例に関する要綱中間試案」★8を発表し、試案に対しての意見募集を行うが、間もなく審議を休止してしまう。

結局、厚労省も、法務省も法案を出すことはなかった。★9その後も法案作成に向かう動きは見られず、議員立法での成立を目指すことになる。

一方この頃（二〇〇一年〈平成一三〉一月）、日産婦は厚生労働省雇用均等・児童家庭局母子保健課から、「精子・卵子・胚の提供等による生殖補助医療については、報告書（注：専門委員会が提出した報告書[★6]のこと）における結論を実施するために必要な制度の整備がなされるまで実施されるべきでなく、この旨会員に周知願いたい」との依頼書を受け取っていた。[★10]学会としても「(依頼を）尊重し、厚労省における制度設計を待つ」こととし、それは今日まで続いている。

混乱する現場

二〇〇七年（平成一九）六月、JISART（ジスアート：日本生殖補助医療標準化機関）が日産婦、厚労省母子保健課、日本学術会議「生殖補助医療の在り方検討委員会」に対して、友人と姉妹からの卵子提供による二例の体外受精実施に関しての申請書を提出、ところが検討委員会で審議されず、翌年実施に踏み切ることを厚労省、日産婦に表明した。体外受精は行われ、二例とも出産した。[★11]

二〇〇九年（平成二一）三月、日本生殖医学会が「第三者配偶子を用いる生殖医療」についての提言[★12]を行った。それは、厚労省生殖補助医療部会の報告書や法務省親子法制部会の試案をよく検討した内容であった。

生殖補助医療の現場では、新たな動きが起きつつあった。

まず二〇一三年(平成二五)、匿名の第三者による無償の卵子提供を仲介するNPO法人「卵子提供登録支援団体(OD-NET)」が設立された。病気によって自己の卵子では妊娠できない人たちを対象にしており、一七年(平成二九)一月に最初の出産が報告された。

二〇一八年(平成三〇)八月、慶應義塾大学病院が新規のAID患者の受け入れを中止することに。翌年には一部血液型で治療を中断せざるをえない状況になった。子どもの「出自を知る権利」に注目が集まる中、ドナーの激減が原因だった。

そして二〇一九年(平成三〇)二月、デンマークの国際的な精子・卵子バンクの民間企業クリオス・インターナショナルが、日本国内の相談窓口を開設。すると一年間で相談者は四〇〇人以上に上り、提供を受けた女性も一五〇人を超えた。★13

インターネット上の個人取引には、感染症のほか、詐欺や性被害などトラブルに遭う危険がある。提供者がいったい何組のカップル、個人を相手に提供しているかも分からない。にわかに社会問題化し始めた。また不妊症に悩む夫婦だけでなく、性的少数者や未婚のまま母親になる「選択的シングルマザー」への対応も議論になった。

そうしたなか遂に、二〇二〇年（令和二）一二月、我が国で初めての生殖（補助）医療に関する法律が成立する。

まず親子関係の法制化を

きっかけは、二〇一三年（平成二五）一一月、自民党内の「生殖医療に関するプロジェクトチーム」（以下、PT：座長古川俊治参議院議員）の結成だった。法律化の動きは、二〇〇一年（平成一三）から〇三年の生殖補助医療部会や親子法制部会が最初だが、そのときは法案を作るまでに至らなかった。そもそも生殖補助医療のような、価値観、倫理観が大きく絡むものの法制化は、行政が主導するより議員立法のほうが妥当ということからPTを中心に進められた。

当初は生殖補助医療の（行為）規制と、親子法制は並行して議論していた。しかし、代理懐《かい》胎《たい》や出自を知る権利の保障をめぐって価値観の著しい対立を招くなど、意見集約ができなかった。そこでPTでは、親子法制としての提出を目指して党内の調整にあたった。

参議院への提出前に、野党会派（立憲民主・社民、日本維新の会、国民民主党・新緑風会）の賛同も得て、共同提案された「生殖補助医療の提供等及びこれにより出生した子の親子関係に関する民法の特例に関する法律案」は、参議院での採決後に衆議院へ送られ採決、二〇二〇年一二月四日に成立に至る（「民法の特例法」）★14。これにより精子提供では治療に同意した夫を父親とし、卵子提供では出産した女性が母親となることになった。

一方、代理懐胎や出自を知る権利などは先送りとなり、約二年を目途に規制のあり方、制度を検討、その上で法制化のための措置をさらに講ずるとされた。
法律案成立後の一二月九日には、超党派による議員連盟「生殖補助医療の在り方を考える議員連盟」（会長・野田聖子自民党幹事長代行：以下、議連）が発足され、持ち越した課題の議論の準備に入った。当初二〇二二年（令和四）秋の臨時国会での法整備を想定していた。

生殖補助医療の適切な実施へ（新規立法の動き）

二〇二一年（令和三）六月、日産婦は「精子・卵子・胚の提供等による生殖補助医療制度の整備に関する提案書[★15]」を取りまとめた。ほぼ二〇〇三年の生殖補助医療部会の報告書に拠った内容だが、提言にあたり、公的管理運営機関の設置・役割に関するものと、規制、医療制度の整備に関するものとに整理している。特に公的管理運営機関の設置については、「精子・卵子・胚の提供等による生殖補助医療を適切に実施することができ、提供者と被提供者が安心して治療をうけることができる環境づくりが、まず優先される」と早急な実現を求めている。

二〇二二年（令和四）三月、議連は「特定生殖補助医療に関する法律案（仮称）」（新規立法）のたたき台を提出。翌年の一一月に、その改訂案が示された。
法律案の骨子は次の通り。

・精子や卵子の提供者、提供を受けた夫婦、生まれた子の氏名、住所、マイナンバーなどを公的機関（独立行政法人：成育医療センターを想定）に集約。一〇〇年間保管し、一八歳以上の子による照会に応じる
・身長や血液型、生年月日以外の、氏名や住所などの個人を特定する情報の求めには、提供者に確認し、同意を得られた内容を伝える。提供者が死亡あるいは海外転出している時は、事前に提供者から同意を得ている場合のみその氏名を開示する
・精子や卵子の提供を受けられるのは法律上の夫婦に限る（同性婚や事実上のカップルは除外）
・提供精子を用いた人工授精に加え、提供精子や提供卵子を用いた体外受精を認める
・国内に住所があり、マイナンバーカードを保有する者は国籍を問わず精子・卵子を提供できる。年齢上限を設定。具体的な目安については法案成立後の施行準備の中で検討
・治療施設や斡旋機関は国（内閣総理大臣）の監督下におかれる。内閣総理大臣からの認定、許可が必要。あっせんなどの対価として利益を授受することは（罰則付きで）禁止する。兄弟姉妹間の提供の場合はあっせん機関の利用の例外とする
・あっせんにおいて、提供された精子・卵子と提供を受けるものをマッチングする際、特定の属性を合わせることや提供を受ける者のなかで優先順位を付けることは行わない
・国はテリングの必要性を理解し、そのためのサポート体制を法的に定める

・代理懐胎も特定生殖補助医療に含まれ規律の対象になるが、本法案に代理懐胎は含まれない

議連では、二〇二四年（令和六）の第二一三回通常国会（一月二六日召集、六月二三日閉会）での成立を目指していたが、最終案がまとまらず――「出自を知る権利」の手続きの詳細を引き続き検討――、国会へ提出されることはなかった。最終案の提示が待たれるところである。

諏訪マタニティークリニックの歩みと生殖医療の実際……………根津八紘

当施設を開設したのは、一九七六年（昭和五一）八月一日。それは不妊症治療に排卵誘発剤であるクロミッド（クロミフェンクエン酸塩）が一般的に使われ始めて間もない頃のこと。それから注射によるhMG・hCG療法が可能となり、一躍妊娠率が上昇することとなった。さらに、東北大学から日本最初の体外受精の報告例が発表され、卵管閉塞やそれまでの不妊症治療では妊娠し難い症例が、体外受精にて妊娠する可能性が生まれることになった。

一九九六年（平成八）吉川文彦医師が副院長として諏訪マタニティークリニックに着任。不

妊症治療部門を立ち上げ諏訪リプロダクションセンターの所長となった。

同年、根津の外来に卵巣不全の患者が来た際、妊娠を諦めてもらうために「誰かの卵子でももらわないかぎりあなたの妊娠は無理」と告げたところ、数日後その患者は自身の妹を連れて来た。当方が躊躇していると、「精子の提供によるAIDが認められているのに卵子の提供が認められないのはおかしい」と言い、姉を思う妹の強い意思に突き動かされ、一〇月、妹の卵子提供による体外受精を実施し翌年元気な子どもが誕生した。

また、提供卵子による体外受精を始めた翌月には、無精子症により子どもを授かることができない夫婦に夫の弟からの提供精子による体外受精も実施、そちらも無事に誕生した。

精子提供者の条件

匿名性の精子提供でのあっせんであると、それによって何か問題が起きたときに病院として責任を取ることができない。実際に当院にある問い合わせの中には「匿名」での精子の提供に対して漠然とした不安や戸惑いを抱く人たちが少なくなく、多くが実父や兄弟からの提供を希望していた。よって当院の提供者の条件は「匿名の第三者ではなく親族または近しい人」そして「提供者は被提供者が連れてくること」とした。また、提供者が提供によって子どもが生まれた際に、自分の子どもとして訴え兼ねないことも想定し「提供者には自身の子どもがいることを前提とする」こととし、生まれてくる子どもへの権利などを要求せず、あくまでボランティア精神で臨む方（依頼者からの強要は受けていないこと）とした。

しかし、この実施にあたっては、日産婦の定めた方針（「体外受精・胚移植」に関する見解）[★1]、「（精子提供者のプライバシー保護のため）精子提供者は匿名とする」とした会告[★3]に反すること、また「近親者からの提供は家族関係を複雑にする恐れがある」と非難された。様々な批判にさらされながらも当院として一貫して訴えてきたのは、「患者の選択肢になるものであればＡＩＤ以外の方法も検討すべき」ということであった。

ほとんどが身内からの提供となったのは、家存続や血縁にこだわったというより、純粋に、「夫に似た子を夫の子として一緒に育てたい」妻の思いであり、「誰かわからない匿名の第三者からの提供より、出自が明確な実父や兄弟からの提供を夫婦で希望した」からである。また、近親者からの提供は家族関係を複雑にするのではないかとの懸念については、うまくいった事例や幸せな家族の姿を多数見てきたことで問題はないという見解をもつに至っている。

当初提供者は兄弟が中心だったが、当人同士では合意が得られていても提供者の妻が心理的に受け入れられず家族関係が難しくなってしまったケースが出てきたため、一九九八年（平成一〇）一一月からは無精子症患者の実父からの提供を主とする方向へ切り変えていくことにした。提供者の妻が被提供者の母であるため協力が得られやすいことや、無精子症の息子を生んでしまったという親としての負い目が提供することにより払拭《ふっしょく》できること、生まれてきた子の祖父母として息子家族に温かく愛情を注げること、遺伝情報も明確で告知の際も協力ができることなど諸々、当事者家族の心理を鑑みた。

提供者が実父においての実績は、一九九六年から二七年間で二二一組の実施例があり、実施例あたりの生児獲得率は八六・〇パーセント、胚移植あたりの臨床妊娠率四〇・五パーセントと、人工授精型であるＡＩＤをはるかに超える数字となっている（二〇二一年における日産婦のＡＩＤの生児獲得率は一六・九パーセント、当院の生児獲得率は八六・〇パーセントで五・一倍も高い）。いまだ国として明確な方針が出されないため、当院では独自のガイドラインを設け症例を重ねるごとに細かくブラッシュアップをしながら実施してきた。

面談を行う意味

提供精子による生殖医療は社会的なコンセンサスが得られつつあるが、いまだ様々な議論がされている医療である。そのため、当院の責任において実施するしかない状況で、当院において最も重要だったのが、治療を受ける患者やその家族との信頼関係だった。双方の間に信頼関係が構築されなければ、治療はできない。そしてこの信頼関係や覚悟は、一朝一夕で築けるものではないので、患者や患者家族とは時間をかけて面談を進めながら相互の信頼を築いていくことになった。

治療を受け子どもを妊娠し、出産、そしてその子どもを育てていく中で、その事実を知った周りから白い目で見られるようなことがあるかもしれないし、あるいは（自らが）後ろめたい思いに駆られるようなこともあるかもしれない。そのとき、当事者家族の心が少しでも揺らいだり後悔したりするようなことがあるならば、子どもに与える影響は計り知れないものがある。治療に臨む患者には、決して安易な気持ちで子どもを授かろうとしたわけではないという、強い信念を終始もって、どのようなことが起きようとも子どものために全力を投入し、守りきるという覚悟で子どもを育ててほしいと伝えている。

実際の面談行程に入る前の電話リスニングでは、面談行程の説明（面談を経て治療開始までの流れ）や当院の治療における信念などについてカウンセラーが五〇分ほどかけて説明をしている。ここ六年間の調査結果として、問い合わせ時を一〇〇とした場合、実際に治療に入れる患者の割合は一六・四パーセントと低い。その理由としてはガイドラインに該当しないことや電話リスニング後に連絡が途絶えてしまう、提供者の精液検査が不可能および検査結果が良くないなどで、面談に入る前にすでに半分以下になってしまう（表1）。

期間	行程		対応	理由	割合 %
半年	1	メールでの問い合わせ	カウンセラー		100
	2	相談メール内容の確認	カウンセラー	ガイドラインに合わなかった、GID（性同一性障碍）	74.5
	3	電話リスニング	カウンセラー	電話リスニング後連絡来ず	47.7
	4	提供者の精子の状態の確認	培養士	精液検査ができなかった 検査結果が良くなかった	43.6
	5	第1課題	審議検討委員会	感想文の提出がなかった 感想文が審議会で通らなかった 面談前に夫婦の気持ちが揃わなくなった	33.6
	6	第2課題			
	7	第1面談	相談室	夫婦の上下関係がある 家族関係が良好ではなかった	17.3
3か月～半年	8	第3課題	審議検討委員会		16.8
	9	第2面談	院長、副院長		
	10	第3面談	院長、副院長	提供者の喫煙	16.4
	11	治療開始	副院長		16.4

表1　問い合わせから治療に進める割合（2017年1月～23年6月）

カウンセリングの重要性

面談を始めると、無精子症の夫には妻への強い負い目があるのに気づかされた。負い目やトラウマはこれから先の治療の妨げになり、将来子どもが生まれてきたときに自信を持って我が子として迎え入れられない不安要素にもなると考えられたので、負い目、トラウマを解消するために、面談を担当するカウンセラーによるカウンセリングをすることにした。カウンセリングは夫だけでなく妻も行う。

夫、妻それぞれが「誰にも言えなかった想い」を抱えており、第一面談の際は、夫婦の歩んできたこれまでを一人ずつ、それぞれ一時間から二時間かけて、じっくり聴くようにしている。すると出会って結婚を決めた当初のように、お互いがお互いの人生で必要な存在だということをあらためて感じ、だからこそ一緒に子どもを育てたい、自分たちの両親のような父親・母親になりたい、そして協力してくれる家族への心からの感謝などが語られる。また、両親においても、精子のない子どもを生んでしまったという呪縛《じゅばく》を取り払ってもらえるよう、こちらの話もしっかり聴く。

夫婦が「精神的に対等である」こと、そして無精子症の発覚により負ったそれぞれの「傷を癒す」ことは、親となる過程において必須事項と考えている。

告知についてては、患者たちにとって大変悩ましい問題となっている。二〇一四年（平成二六）の夏、提供精子による体外受精を行い出産した患者たちに、「子への出生の告知」状況などを尋ねる調査を行った。対象となったのが、一九九九年（平成一一）一月から二〇一二年（平成二四）六月の間に出産した六四組だった（ちなみに、この間治療を実施したのは一二五組〈うち九〇組が実父からの精子の提供〉に上り、出産したのはそのうちの七五組である）。

回収率は六四件中三四件で、五三・一パーセントだった。最も年齢が上の子どもは一五歳前後で、「告知をしたか」という問いには「まだ行っていない」が三三件で、回答のないものが一件だった。今後告知の予定について「ある」は五件、「ない」が二六件で、三件は回答がなかった。

ある患者に、「授かるまでは告知はする方向でと思っていたのだが、いざ子どもが生まれてこんなにも自分に似ていると、告知に対しての気持ちが怯《ひる》んでしまった」と打ち明けられたことがあった。産んだのが妻で、夫である自分がその子の父親であり、顔も似ていて血液型の問題もなく、普通の親子として生活している。だからこそ、できれば告知を避けたいと思うようになるのは心情的に理解できるものではある。アンケート結果は、そんな患者たちの率直な心の様を反映している。

当院としては、なるべく早い時期から／年齢に応じ段階を踏んで／肯定的な言葉とともに告知を、と説明している。大事なのは、家族の間に隠し事がないこと。隠し事のない家庭で育つほうが親への信頼が築かれ、親子の絆が強くなるという研究報告がある。子どもへ自分たち家族の成り立ちを話すときには、以下のことを堂々と伝えるよう助言している。

①自分たちは生殖障碍者なので、夫婦だけの力ではあなたを授かることができなかったこと
②善意の下に授けられた配偶子（精子や卵子の養子縁組）によって、この世に生を受けることができたこと
③自分たちは心からあなたの誕生を願っていたこと
④あなたを授かった幸運と周囲の人々に感謝しながら、一所懸命あなたを育ててきたこと、そして、その思いはこれからも変わらないこと

様々な状況により時に悩むこともあるだろうが、夫婦の思いに嘘偽りがなければ、子どもは必ずや理解してくれるにちがいない。

生殖障碍者という捉え方

治療中の患者からの訴えにより、治療によって夫婦の子どもを授かる可能性を持つ人たちは不妊症ではなく難妊症で、夫婦だけでは絶対に子どもを授かることができない、つまり無精子症・卵巣不全症・子宮欠損症の方々が

本来の「不妊症」と呼ぶべき方々だと気付かされることとなった。しかし今さら世間一般的な呼び方を変えることはできないので、前者はそのまま不妊症とし、後者は別の次元で捉えるべきではないかと考え、生殖機能に障碍を有している「生殖障碍者」という新しいカテゴリーを設け、一般の不妊症の方々とは区別して考えることを提唱した（図1）。

生殖障碍者という表現に「それは差別用語では？」と異を唱える人がいたが、〝差別〟と〝区別〟の違いは「そこに愛が込められているか否か」だと思っている。そもそも〈碍〉の字が常用漢字にないからと、害するという〈害〉の字を当てたことが差別用語と見做されてしまうこととなったのだから、〈害〉の字を〈碍〉に変え、区別用語として使用すべきではないかと思う。

扶助生殖医療を含む特殊生殖医療については、二〇二〇年（令和二）一二月にやっと親子関係の法律はできたものの（しかし、「産んだ女性が母親」ではなく「育てる意志を持っ

図1　不妊を主訴とする患者への新しい考え方

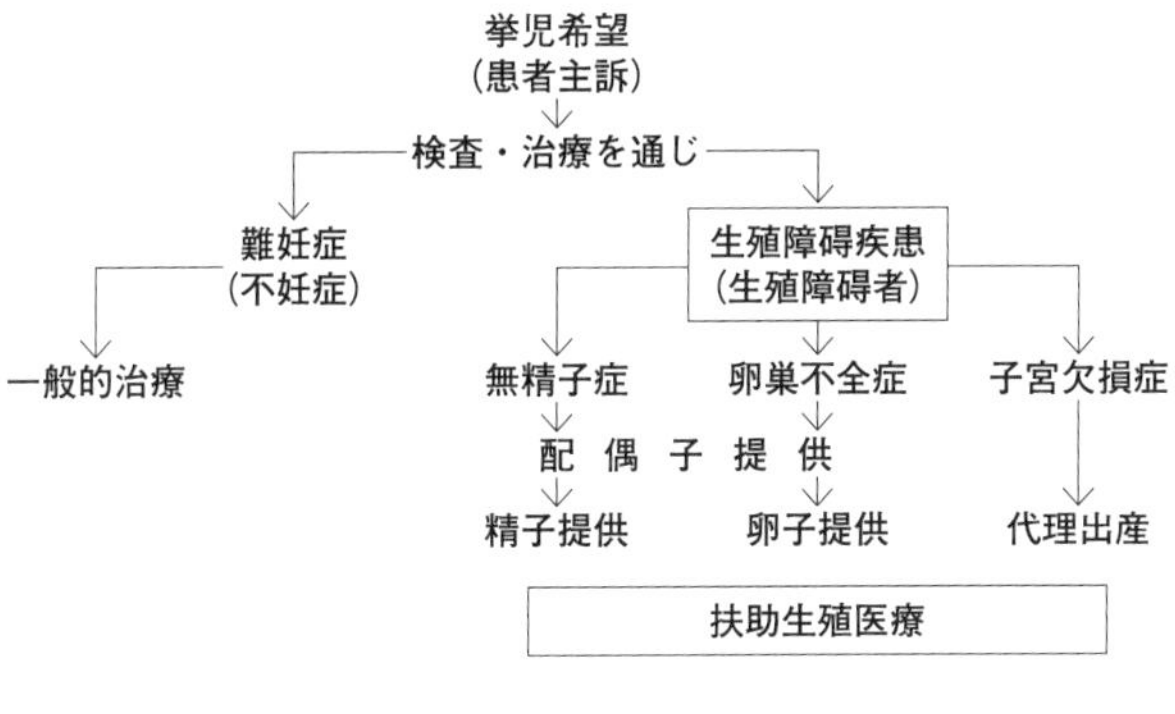

た女性が母親」だが）実際の治療に関する法案化を進める動きは何度も出ているが、現状、法律はまだない状態である。

いずれにしても、無精子症、卵巣不全症、子宮欠損症の患者は生殖障碍者であり、その方々が子どもを望むならば、「相互扶助」の理念のもと精子や卵子を提供してもらう扶助生殖医療を要するわけで、だとすれば、そのような立場の人々のために「生殖障碍者支援法」をつくり、各都道府県に「生殖支援センター」のようなものを設け、医師や医療機関と協力して、（善意の意思のもと）提供された卵子や精子の保存や、代理出産協力者の登録等々、必要とすることを公な形でサポートをしていくべきではないかと考える。

★1　日産婦「体外受精・胚移植」に関する見解
https://www.mhlw.go.jp/shingi/2003/01/s0109-2i.html

★2　外務省「児童の権利に関する条約」全文
https://www.mhlw.go.jp/shingi/2003/01/s0109-2i.html

★3　日産婦「非配偶者間人工授精と精子提供」に関する見解
https://www.jsog.or.jp/kaiin/html/kaikoku/H9_5.html

★4　その後、無精子症の夫の弟と妻の卵子との間で体外受精を行った事例も報告された。

★5　一つは、夫婦が離婚に際し、ＡＩＤで生まれた子の親権・養育権を争ったもの、もうひとつは妻が夫の同意を得ずにＡＩＤによって出産した子どもに対して夫が嫡出否認を訴えたものだった。
その後も、夫の凍結保存されていた精子で妊娠・出産した女性が、夫は妊娠時にすでに亡くなっていたにもかかわらず、生まれた子どもの父親として記載しようとして裁判になった「死後懐胎」の事案や、性別変更したカップル（夫が女性から男性へ性別変更）で、妻が精子提供で出産した子どもの父親として夫を記載した出生届を役所へ出したところ役所が子どもの父親欄を空欄（非嫡出子）とした「性別変更後のＡＩＤ」の事案など、親子関係をめぐって法的な問題が生じている。

★6　専門委員会「精子・卵子・胚の提供等による生殖補助医療のあり方についての報告書」
https://www.mhlw.go.jp/www1/shingi/s0012/s1228-1_18.html#1

★7　生殖補助医療部会「精子・卵子・胚の提供等による生殖補助医療制度の整備に関する報告書

（平成一五年四月）」

https://www.mhlw.go.jp/shingi/2003/04/s0428-5.html

その概要は、（1）第三者からの精子・卵子・胚（受精卵）の提供を容認する、（2）「代理懐胎」を罰則付きで禁止する、（3）生まれた子どもが希望すれば、15歳以降に精子・卵子の提供者の個人情報を全面開示する、（4）提供者は匿名の第三者とし、兄弟姉妹からの提供は当面認めない、（5）営利目的での精子や卵子、胚あっせんを禁止する、などである。

★8　親子法制部会「精子・卵子・胚の提供等による生殖補助医療により出生した子の親子関係に関する民法の特例に関する要綱中間試案」

https://www.moj.go.jp/content/000071864.pdf

★9　厚労省は法案を用意していたが、国会に提出しなかった。それには野田聖子議員らの反対があったためとの話が伝わる。反対した理由として、代理懐胎の禁止、兄弟姉妹からの精子・卵子・胚（受精卵）の提供の不容認、出自を知る権利への特段の配慮（提供者情報の全面開示）など、不妊当事者にとって規制が厳しくかけられ、賛成しがたい点が多かったとしている*。

当時の新聞報道等によれば、厚労省と法務省は部会から出された報告書や試案をもとに一本の法案を作ることを考えていたようである。そのため法務省側は、厚労省での事態の推移を見守るしかなかったと思われる。

なお、野田聖子議員らが強く反対した代理懐胎の禁止は、その後、二〇〇六年に日本学術会議の

「生殖補助医療の在り方委員会」の審議に付され「原則禁止」と結論づけられた（「代理懐胎を中心とする生殖補助医療の課題―社会的合意に向けて―」。二〇〇八年四月）。

＊柘植あずみ『生殖技術と親になること―不妊治療と出生前検査がもたらす葛藤―』（みすず書房）四九‐五五頁参照。

★10　法務省「法制審議会民法（親子法制部会第7回会議部会資料）」〈https: //www.moj.go.jp/content/001315835.pdf, P.6の（注二）〉（二〇二二年一二月二七日閲覧）参照。

★11　二〇二三年までに一二六件実施し、双子を含め八三人が生まれている（「JISART精子・卵子提供実績」より）。

https://jisart.jp/proven/

★12　日本生殖医学会「『第三者配偶子を用いる生殖医療』についての提言」

http://www.jsrm.or.jp/guideline-statem/guideline_2009_01.html

日本生殖医学会は二〇〇九年の「第三者配偶子を用いる生殖医療についての提言」を二〇二〇年一〇月に改訂した。その際、親子法の整備の遅れに対して、「前回提言以降一〇年経過した……この間に、提供精子を用いた人工授精における精子提供者の供給不足と国内での提供配偶子による生殖補助医療の実施困難、海外での治療増加などの問題点が、明らかになってきている。」と危機感を露わにしている。

改訂とともに、生殖医療以外の選択肢としての養子縁組などに関する情報提供体制の整備、国もしくは公的管理運営機関による配偶子バンクの設立、LGBTカップル、未婚女性や事実婚以外のカップルへの対応などが新たに提案された。

（参考）日本生殖医学会「「第三者配偶子を用いる生殖医療」についての提言」の改訂

http://www.jsrm.or.jp/guideline-statem/guideline_2020_09.html

★13　クリオスの日本語対応窓口の元責任者の話では、二〇一九年の窓口開設以来約五年間で、六〇〇人以上が精子の提供を受け、一〇〇人以上の子どもたちが生まれたという。また、同社の調査によると、利用者の約半数が独身女性で、無精子症の婚姻夫婦、女性カップル、トランスジェンダーの婚姻夫婦の順となるという。

毎日新聞「生殖補助医療は法律婚の夫婦だけ？　女性カップル、独身者の懸念」二〇二四年二月二三日

https://mainichi.jp/articles/20240222/k00/00m/040/169000c

★14　「生殖補助医療の提供等及びこれにより出生した子の親子関係に関する民法の特例に関する法律」

https://www.moj.go.jp/content/001342904.pdf

★15　「精子・卵子・胚の提供等による生殖補助医療制度の整備に関する提案書」

https://www.jsog.or.jp/news/pdf/20210608_shuuchiirai.pdf

あとがきにかえて

諏訪マタニティークリニック院長　根津八紘

私はあるとき、友人との話の中で「先生も元を正せば只の人だからね」と悪い意味でなく言われたことがありました。そのとき「まったくその通り！」と納得。

そもそも私は、かつて「画家」になろうと考えていたときがありました。また大学受験では「零戦のような優秀な飛行機を設計し、世界の空を凌駕《りょうが》してやろう」と考えていたときがありました。しかし望み叶わず、自分の実力試しに受験した医学部が拾ってくれた結果医者となり、当時はテレビドラマに登場していたベン・ケーシーに憧れ、外科医となろうと考えていたのです。しかし研修医時代に瀕死《ひんし》の前置胎盤《ぜんちたいばん》の患者救命に関わったことがきっかけとなり、思いもしなかった産婦人科医としての道を歩むこととなったのでした。

その私が一九七六年（昭和五一）に開業し、一九九六年（平成八）には大学の後輩である吉川文彦先生がおいでくださり、現在の諏訪リプロダクションセンター併設の産科・婦人科・小児科病院建設へと移行することとなったのです。

しばらくすると、来院される不妊症の患者さんの中に、配偶子（精子や卵子）のない患者さんや、子宮のない（先天的・後天的）患者さんに多く接するようになり、その現実を目の当たりにした私は、そうした方々を放っておけなくなってしまったのです。なぜかと言えば、知らず知らずのうちに「もし自分が患者さんの立場だったら」と考えるようになっていたからです。

私は第二次世界大戦の最中に生まれていたので、父がもし早くに出兵し帰らぬ人となっていたら自分はこの世に存在していなかったかもしれない、と考えることがよくありました。そして四男坊でしたから世が世なら中絶されていたかもしれないと。また一回の射精の際に存在する億単位の精子の隣の精子であったら、そしてたとえそうでなくても、そのときに排卵した卵とは受精していなかったとしたら、私は存在していなかったかもしれないのです。

そのように考えると、自分という人間がどれだけ恵まれてこの世に誕生しえたかと思うのです。それが、不妊で来院される方々と接するとき、みなさん方のために少しでもお役に立たなければと考えるに至ったゆえんです。

無精子症の治療を求めて当院に来られた患者さん方からは、「最初に自分が生殖障碍者と言われたときは正直戸惑いました。ですが院長先生に〝自分の力ではどうにもならない障碍を抱えているのだから、安心して助けを求めてもいい立場なんだよ〟と言われたとき、正々堂々と医療を頼っていいんだ、と思えてとても心が楽になりました」と言われ、それからは安心して生殖障碍者という言葉を使うようになりました。

なぜならば、目の不自由な人がいたときに「歩くのを諦めろ」と言うでしょうか。私たちの社会は、困っている人がいたらそれを助け、逆に困ったときには助けを得ることができる「相互扶助」によって成り立っています。であるならば、生殖医療においても「扶助生殖医療（力添えをして行う生殖医療）」が成り立つべきで、私たちは扶助生殖医療によって無精子症を克服しようとしている夫婦を、優しく見守ることのできる社会をつくっていかなくてはならないのです。

いずれにしても生殖障碍者ご夫妻が望むならば、配偶子（精子や卵子）の養子縁組と考え、また究極のボランティア行為の代理出産も含めた扶助生殖医療にて子どもを手にすることは、相互扶助社会における当然の医療行為ではないかと思うのです。


今回は、生殖障碍者のうちの無精子症、中でも主として実父からの提供精子による扶助生殖医療に関われた患者さんからの、生のお声をお届けしました。無精子症の患者さんがなんら引け目を感じることなく、当然の権利として扶助生殖医療を受けられる時代が一刻も早く来ることを念じてやみません。

資料①

問い合わせから治療開始までの流れ〈実父からの精子提供〉

〈第一面談前〉

① 相談メールの受け付け
② 電話リスニングにて、今後の流れをお伝えします
③ 当院にて提供者の精液検査を行います
④ 第一課題（三種類）を郵送いたしますので、感想をご提出ください
⑤ 感想を審議検討委員会で検討します
⑥ 審議検討委員会で承認された場合は、第二課題（四種類）を郵送いたしますので、感想をご提出ください
⑦ ⑥の感想とここまでのメールや電話など一切のやりとりを審議検討委員会で検討します
⑧ 審議検討委員会で承認された場合は面談日程をお伝えします

⑨ 面談の二、三週間前に健康調査票をお送りいたします。記入しメールにて返送していただくか、面談日当日に印刷してご持参ください

〈第一面談〉

① 第一面談【依頼者ご夫婦】
・健康調査票、問診票をもとに健康および生活面を確認
・これまでの治療経緯と気持ちについてリスニング
② 第一面談の感想を提出してください
③ 感想を審議検討委員会で検討します
④ 審議検討委員会で承認された場合は、第三課題（四種類）を郵送いたしますので、感想をご提出ください
⑤ 審議検討委員会にて検討後、第二面談の日程を決定します
・相談室の第一面談報告書と提出していただいた感想を踏まえ、第二面談にすすめるかどうか検討します

〈**第二面談**〉

①　第二面談【依頼者ご夫婦】

・第一面談以降の気持ちについてリスニング

・院長による面談

・副院長による面談

②　第二面談の感想を提出してください

③　審議検討委員会にて検討後、第三面談の日程を決定します

・相談室の第二面談報告書と提出していただいた感想を踏まえ、第三面談にすすめるかどうか検討します

④　電話相談【提供者ご夫婦】

・精子の採取についての説明

・不明、不安な点のリスニング

〈**第三面談**〉

①　第三面談【依頼者ご夫婦・提供者ご夫婦】

・体外受精についての説明（提供者・依頼者）

・治療タイムテーブルの説明（依頼者）
・治療に関わる全員の気持ちを確認
・院長による面談
・副院長による面談

〈第三面談後〉

① 第三面談終了後、別日にて提供者精子の凍結保存を実施します
・病院から渡す容器にて精子をお持ち込みいただくか、院内で採精していただきます
・提供者の採血を行います

資料②

提供配偶子による体外受精（非配偶者間体外受精）【ガイドライン】

医療法人登誠会 諏訪マタニティークリニック

「提供配偶子による体外受精（非配偶者間体外受精）」に関する国の法律は未整備のため、当病院では下記のガイドラインを独自に定め、患者ご夫婦とご家族、さらに精子・卵子提供者に了解し宣誓していただいた上で実施します。

第一項：提供配偶子による体外受精とは

「提供配偶子による体外受精」には、下記の方法があります。

①　御夫婦のうちどちらかに配偶子（精子または卵子）がない場合、または自身の配偶子では妊娠・出産が不可能と診断された場合、第三者から配偶子の提供を受けて妊

娠・出産する方法

② 御夫婦両方とも配偶子（精子も卵子も）がなく、第三者から胚（受精卵）の提供を受けて妊娠・出産する方法

上記のうち、当院では当面「①」のみをおこなうこととし、以下述べる「提供配偶子による体外受精」も「①」を指します。「②」は将来の課題とします。

第二項：実施対象となり得る方

以下のすべての条件が満たされている場合に治療相談を開始致します。

〈依頼者（精子・卵子の提供を受ける者）〉

① 戸籍上の婚姻関係にある夫婦で、妻が治療開始時に43歳未満の場合に限ります（通常でも女性が43歳以上の場合の妊娠は皆無に近いことと、出産したとしても子どもが成人になるまでに夫婦が養育できるか体力的・経済的にもリスクが高いと考えるためです）。

② 夫婦のうち、どちらか一方の配偶子（精子または卵子）がない、または自身の配偶

子では妊娠・出産が不可能と診断された場合に限ります。

「精子がない場合」とは：MESA（顕微鏡下精巣上体精子吸引術）、PESA（精巣上体精子吸引術）、TESE（精巣精子回収術）でも精子が採取できない場合

「卵子がない場合」とは：先天的・後天的理由で卵巣不全・卵巣欠損で排卵がない場合（ターナー症候群、早発閉経、卵巣摘出した方など）

〈精子・卵子の提供者〉

① 国の法的整備がなされるまでは、精子の提供者は「依頼者（夫）の実父または兄弟」、卵子の提供者は「依頼者（妻）の姉妹」と限ることを原則とし、それが不可能な場合には、依頼者夫婦の責任のもと、その事実を知った別の第三者が率先して配偶子の提供を申し出て来るならばそれも可とします。但し、妊孕性も考え、卵子の提供者の年齢は35歳まで精子の提供者の年齢は不問。

当病院では配偶子（精子、卵子）の斡旋などは致しません。

② 原則として、すでに結婚して子どもがいる方に限ります。

③ 金銭や、生まれてくる子どもへの権利などを要求せず、あくまでボランティア精神

で臨む方（依頼者からの強要は受けていないこと）。

第三項：手続き

① 医師やコーディネーターは、依頼者・提供者・ご家族に対して、施術の内容について十分なインフォームド・コンセント（説明と理解と合意）をおこないます。また、施術の危険性や問題点（一般の妊娠においても起こり得る障碍児が生まれる可能性、母体への影響など）についても説明し、その場合の対応について依頼者・提供者・ご家族であらかじめ十分に話し合っていただくよう要請します。

② 配偶子の提供・受け取りは、あくまでも提供者側のボランティア精神と、それを感謝する依頼者側との信頼関係・責任のもとで実施されることとします。依頼者が提供者に金銭を提供する場合は、必要経費（診察費や交通費）や謝礼の範囲にとどめます。

③ 当院と当事者間の責任のもと行われる特別な医療行為であるため、当院における医療者の指示に従って治療を行えない場合、または当院との信頼関係、当事者間（提供者夫婦、被提供者夫婦）の信頼関係に基づいて治療を行うことができないと判断された場合は、継続することができません。

※ガイドラインは、国の法整備や諸状況の変化などを踏まえ、また当病院の倫理委員会にて見直しの必要性を受け、適宜改定をおこなうものとします。

1996年10月26日　作成
2009年4月1日　改定
2010年11月1日　一部改定
2013年9月1日　一部改定
2014年2月1日　一部改定
2014年3月1日　一部改定
2017年12月1日　一部改定
2019年7月1日　一部改定

資料③

提供配偶子による体外受精に対する心得

医療法人登誠会　諏訪マタニティークリニック

子どもをほしいと願いながらも精子・卵子がない、または自身の配偶子では妊娠・出産が不可能と診断されたご夫婦にとって、提供配偶子による体外受精は、従来行われてきているAID（非配偶者間人工授精）と比較し、精子だけでなく卵子の提供を受けての治療も可能であるという点において画期的な技術です。また、精子提供を受けての治療における妊娠率は人工授精型より体外受精型の方が圧倒的に優位です。そのため、当院では提供者、被提供者の負担を鑑み、体外受精型のみで行っています（AIDは行っていません）。

当病院では、精子、卵子のない方、子宮の無い方を、生殖機能における障碍を持つ、いわば「生殖障碍者」として捉え、他の障碍者同様、社会においてサポートされるべき、そして生きていく上での選択肢が増やされてしかるべきと考えています。

また、精子、卵子の提供を受けての治療は、精子、卵子の段階での養子縁組であると考えます。子どもが産まれてから行われる通常の養子縁組を選ぶことも一つの選択でありますが、同様に、現代の医療技術を用いての配偶子の養子縁組も選択肢にあってよいのではないか、と考えられるからです。この方法では、夫婦ともにいのち（妊娠）のはじまりから関わり、出産、母乳哺育も可能であることから、親子の絆がより早期から形成されやすいのではないでしょうか。

日本でのＡＩＤは、１９４９年慶應義塾大学病院にて日本初のＡＩＤによる児が誕生し、以来、事実上容認されてきました。日本産科婦人科学会が１９９７年に長年の実施を追認する形でガイドラインを制定し認めた一方で、提供配偶子による体外受精についてはいまだ明確には認めておらず、国における法令などもありません。そのため、人工授精型の精子提供を受けての治療は（学会の会告において）認められているのに、体外受精型の精子提供は認められていない、まして体外受精型の卵子提供は認められないという状態が続いています。

当院の根津八紘は、問題提起のため１９９８年に提供卵子による体外受精の実施を公表し、日本産科婦人科学会より除名処分（２００４年に復帰）を受けるという事態になりました。しかし、精子はよくても卵子はダメ、人工授精はよくても、体外受精はダメ、という学会の理屈に納得できず、当事者のための医療を訴え、問題提起をし続けてきました。

その後、約10年の年月を経て、２００８年に複数の民間ARTクリニックによって構成される「ＪＩＳＡＲＴ」（日本生殖補助医療標準化機関）がガイドラインを公表し、提供卵子による体外受精を実施しました。２００９年に、日本生殖医学会が「第三者配偶子を用いる生殖医療についての提言」をおこない、認めていく方向性をだしました。しかし、未だ、国としての法令や政府省庁レベルのガイドラインも存在していません。

そのため、日本においてはそれぞれ独自にガイドラインを作成して実施しているのが現状です。

また、依頼者・提供者間の免責に関する法律などもないため、実施に際しては皆様に留意していただきたい点が多々あります。

「提供配偶子による体外受精ガイドライン」と併せて、ご夫婦や配偶子の提供者の皆様で十分にお話し合いの上、当事者間の責任のもと以下の点に関することを確認して、提供配偶子による体外受精に臨んでいただきますようお願いいたします。

① 生まれてくる子の障碍の可能性

通常の妊娠でもあり得るように、子どもが、奇形、染色体異常、脳性小児麻痺などを伴って産まれる、または胎児死亡等となる場合があることを十分ご承知の上で臨むことをご確認ください。

② **妊娠中・出産直後に夫婦に万が一のことがあった場合**

もし夫婦の間に不測の事態が生じた場合（妊娠中に夫が死亡した、出産直後に妻が死亡した、夫婦が突然に離婚した等の場合）には、当事者間の責任のもと対応することを事前にご確認ください。

③ **子どもへの告知について**

生まれてきた子どもへの告知については、当院では、いつでも子どもに告知するつもりで治療に入るのがのぞましいと考えています。なぜならば、何ら恥ずかしいことや疾しいことをしようと考え、治療を受けたわけではないからです。しかし告知は義務とはしていません。その子の為に必要と感じた時にすべきで、親は子どもに対し、以下のことを真摯に語り伝えるべきです。

①自分達は生殖障碍者なので、夫婦だけの力ではあなたを授かることができなかった

こと
②善意の下に授けられた配偶子（配偶子の養子縁組）によって、この世に生を受けることができたこと
③自分達は心からあなたの誕生を願っていたこと
④自分達のためにあなたを授けてくれた神様に感謝しながら、一所懸命あなたを育て来たこと、そして、その思いはこれからも変わらないこと

皆さんの思いに嘘偽りが無ければ、お子さんは必ずや理解してくれるものと、私は確信しています。

④後に続く方にも道が開けるよう

現在、提供配偶子による体外受精については国の法律や社会のサポート体制はなく、現時点では当病院と当事者の責任のもとでしか実施できない状況にあります。病院長以下、諏訪マタニティークリニックのスタッフ全員のサポートなくしてはこれまでも今後も続けていくことはできません。そのことを念頭においていただき、後に続く同じ状況の方々の道を閉ざすような行為は決してなさらないよう、固くお願いいたしま

す。

⑤　いのちへの感謝を持って

配偶子の授受に感謝し、新しいいのちに対しても敬虔さと慈愛の心を忘れずに、真摯な気持ちで提供配偶子による体外受精に取り組むことをお誓いください。

⑥　性同一性障碍（GID）者への提供配偶子による体外受精

GIDの方も生殖障碍者でありますが、GIDの方への当院における体制が整っておりませんので、現在は窓口を閉じております。当方の体制が整い次第、将来的には窓口を開けたいと考えております。

以上が、当病院からの心よりのお願いです。

なお、治療に関しての不安、疑問等は遠慮なくスタッフにお伝え下さい。

資料④
提供配偶子による体外受精に関する宣誓書

医療法人登誠会 諏訪マタニティークリニック病院長
根津八紘 殿

西暦　　年　　月　　日

私たちは、貴院の「提供配偶子による体外受精ガイドライン」「提供配偶子による体外受精に対する心得」ならびに医師・コーディネーターの説明を十分に理解した上で、配偶子「精子・卵子（どちらかに○を）」の授受をします。

配偶子の授受に感謝し、新しいいのちを授かることに対しても敬虔さと慈愛の心を忘れずに、関係者全員で産まれて来る子の幸せを第一に考え、真摯な気持ちで提供配偶子による体外受精をおこなうことを宣誓します。

また、提供配偶子による体外受精の法整備や社会的理解の拡大に向け、プライバシーの守られる範囲において今後の情報を提供し、住所など連絡先が変わった際には報告いたします。

※以下、配偶子を受ける者・その配偶者、配偶子を提供する者・その配偶者の署名欄、さらには説明医師及びコーディネーターの署名欄となる

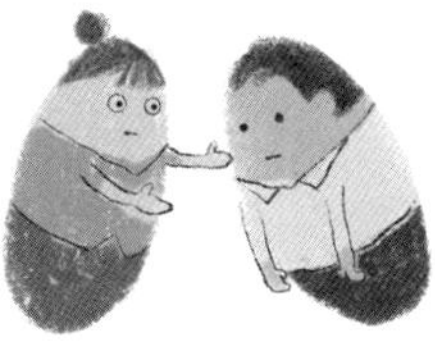

編 集

無精子症患者会「襷」《たすき》

仲間から仲間へ思いを繋いでいく駅伝の「タスキ」をイメージし、2017 年に結成、現在メンバーは 35 名を数える。メンバー同士の交流会や真実告知などの勉強会の開催／治療を終えたメンバーがこれから治療に臨む患者の相談にあたるピアサポート／無精子症に対する社会の理解を促すための啓発活動、などを主な活動とする。

医 学 監 修

根津八紘《ねつやひろ》

諏訪マタニティークリニック院長。著書に『生殖障碍者支援法を !!』、『多胎妊娠・一部救胎手術』、『新 乳房管理学』など多数。

取 材 ・ 構 成

徳 瑠里香《とくるりか》

編集者、ライター、第 1 章の取材・構成を担当。
著書に『それでも、母になる──生理のない私に子どもができて考えた家族のこと』。

精子が、ない ?!──私たちは親族からの精子提供を望んだ

2024 年 9 月 9 日　初版第 1 刷発行

編集　無精子症患者会「襷」 諏訪リプロダクションセンター
発行所　株式会社はる書房
〒 101-0051　東京都千代田区神田神保町 1-44 駿河台ビル
電話・03-3293-8549　FAX・03-3293-8558
https://www.harushobo.jp/
郵便振替 00110-6-33327

医学監修　根津八紘
取材・構成　徳 瑠里香
装画　磯村仁穂
組版・装幀　原島康晴　桜井雄一郎
印刷・製本　中央精版印刷

ISBN978-4-89984-207-1